Alexandr

Natürliches Entgiften

Alexandra Stross

Natürliches Entgiften
Freiheit für Körper, Geist und Seele

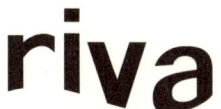

Bibliografische Information der Deutschen Nationalbibliothek:
Die Deutsche Nationalbibliothek verzeichnet diese Publikation in der Deutschen National-
bibliografie; detaillierte bibliografische Daten sind im Internet über **http://d-nb.de** abrufbar.

Für Fragen und Anregungen:
info@rivaverlag.de

2. Auflage 2016

© 2016 by riva Verlag, ein Imprint der Münchner Verlagsgruppe GmbH,
Nymphenburger Straße 86
D-80636 München
Tel.: 089 651285-0
Fax: 089 652096

Umschlaggestaltung: Alexandra Stross/Kristin Hoffmann
Umschlagabbildung: Fotolia/corbis_infinite; Rückseite: Shutterstock/images72
Abbildungen Innenteil: S. 16, 21, 40 © Alexandra Stross, S. 35, 68 © shutterstock/chombosan
Satz: Satzwerk Huber, Germering
Druck: GGP Media GmbH, Pößneck
Printed in Germany

ISBN Print 978-3-7423-0058-4
ISBN E-Book (PDF) 978-3-95971-452-5
ISBN E-Book (EPUB, Mobi) 978-3-95971-453-2

Weitere Informationen zum Verlag finden Sie unter

www.rivaverlag.de

Beachten Sie auch unsere weiteren Verlage unter
www.muenchner-verlagsgruppe.de

Inhalt

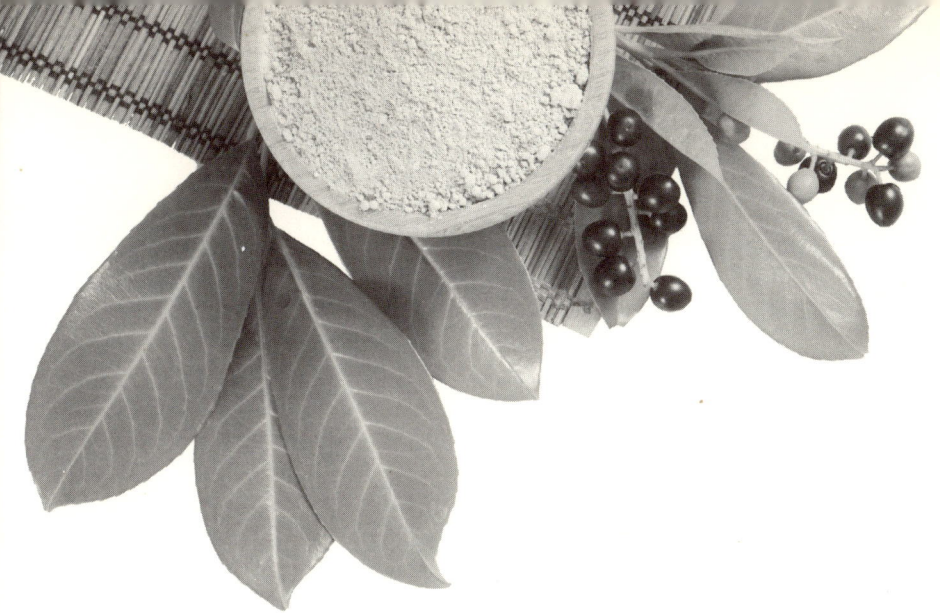

Einführung

Ich will von Anfang an ganz ehrlich zu Ihnen sein. Als ich zum ersten Mal vom Entgiften gehört habe, war da mehr als nur ein bisschen Widerstand in mir.

Zwar war ich schon etwa zwölf Jahre chronisch krank und in einem recht beachtlichen Drama aus körperlichem und seelischem Leid gefangen, aber ich war mir ganz sicher, dass Entgiften mir nicht weiterhelfen würde. Und ich war überhaupt nicht bereit, schon wieder meine Ansichten über den Haufen zu werfen.

Als Tierärztin hatte ich mich gerade erst von der Schulmedizin losgesagt, weil sie mir in meinen eigenen Beschwerden so gar nicht weitergeholfen hatte. Ganz im Gegenteil, im Lauf der Jahre war mein Zustand trotz der unzähligen Maßnahmen bis hin zu zwei Herzoperationen immer schlimmer geworden.

Eine Geistheilerin war die Erste gewesen, die mir helfen konnte. Sie war maßgeblich daran beteiligt, dass ich eine zweijährige Ausbildung zum geistigen Heilen begonnen hatte. Es leuchtete mir ein, dass der Geist über allem stand und dass er zuerst gesund sein musste, bevor der Körper es konnte.

Doch da war diese Frau in der Ausbildung, die mich schon die längste Zeit nervte. Sie hatte ihren Mann und ihren Hund dabei, also quasi ihre gesamte Familie, und benötigte offensichtlich sehr viel Aufmerksamkeit. Permanent stellte sie irgendwelche haarsträubenden Fragen, und sie schien Unmengen an Symptomen zu haben.

Nachdem das erste Mal in der Gruppe meine Herzbeschwerden zur Sprache gekommen waren, die sich zwar schon stark gebessert hatten, aber immer noch nicht wirklich gehen wollten, kam sie in der Pause zu meinem Tisch herüber.

»*Mach dir doch einmal einen Einlauf*«, sagte sie.

»*Wie bitte?*«

Ich hatte nicht die geringste Lust, mich mit dieser Frau überhaupt zu unterhalten, ganz sicher aber würde ich nicht mit ihr über Einläufe reden. Und was glaubte sie überhaupt, wer sie war, mir Ratschläge zu erteilen? Ganz offensichtlich war ich nicht einmal halb so krank wie sie.

So genau kann ich mich gar nicht mehr daran erinnern, wie dieses Gespräch weiterging, aber ich muss wohl davon ausgehen, dass ich nicht übertrieben freundlich zu ihr war. Wir wurden jedenfalls keine Freundinnen mehr, und ihr Tipp zeigte mir umso deutlicher: Entgiften war wirklich nichts für mich. Wenn doch, hätte mir das Leben sicher einen anderen Botschafter geschickt.

Doch das Ganze verfolgte mich. Im Rahmen unserer Ausbildung gab es regelmäßige Übungsabende, und die Heilerin, die sie leitete, mochte

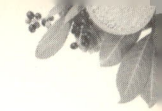

und respektierte ich sehr. Plötzlich sprach auch sie immer öfter davon, wie sinnvoll es war, verschiedene Therapieansätze mit Entgiftungsmaßnahmen zu begleiten. Als irgendwann sogar im Rahmen der Übungsabende ein Vortrag zu diesem Thema angeboten wurde, war ich bereit, ihn mir anzuhören, um mir eine endgültige Bestätigung dafür zu holen, dass mein Weg ein anderer war. Weder wollte ich selbst entgiften noch andere dabei begleiten.

Natürlich kam es doch ganz anders. Ich brachte an diesem Abend ein komplettes Equipment vom basischen Badesalz bis hin zum Einlaufgerät mit nach Hause und war wild entschlossen, gleich am nächsten Tag loszulegen. Mit der Dame, die den Vortrag gehalten hat, Bernadette Ensfellner, arbeite ich heute noch zusammen. Sie produziert eine sehr hochwertige Produktserie mit allem, was man zur Unterstützung eines gesunden Körpers braucht, und weil sie so genau weiß, warum sie das tut, hat sie mich unglaublich inspiriert. Das Wissen, das sie auf sehr unterhaltsame Weise vermittelte, hatte ich so noch nirgendwo gehört, und ich war heiß darauf auszuprobieren, was dahintersteckte.

Hierzu möchte ich auch Sie mit diesem Buch einladen: Was immer ich sage, glauben Sie es mir nicht einfach, sondern probieren Sie es aus.

Meine eigene Geschichte ging jedenfalls so weiter, dass ich schon wenige Tage später mit meiner ersten Darmreinigung begann, parallel dazu fleißig basisch badete und schon bald auch die erste Leberreinigung nach Andreas Moritz durchführte.

Es dauerte insgesamt circa ein halbes Jahr, bis meine Beschwerden vollständig verschwunden waren. Ja, ich hatte im geistig-seelischen Bereich schon erhebliche Vorarbeit geleistet und meine gesamte Lebenseinstellung verändert, und trotzdem ging es nicht von heute auf morgen. Aber dafür nachhaltig. Mittlerweile bin ich mehr als zehn Jahre vollkommen gesund, wobei ich nach wie vor regelmäßig entgifte, weil ich es einfach nicht mehr missen möchte. Gerade steht übrigens ein basisches Fußbad unter meinem Schreibtisch.

Es versteht sich von selbst, dass ich meine Erfahrungen auch weitergebe und den meisten meiner Klienten mit chronischen Beschwerden, neben den ausführlichen Strategien zur Überwindung ihrer Konflikte und krankmachenden Verhaltensmuster, auch einen detaillierten Entgiftungsplan an die Hand gebe, der genau auf ihre Bedürfnisse angepasst ist.

Nach wie vor bin ich der Meinung, dass es von hoher Wichtigkeit ist, die geistig-seelische Ebene keinesfalls außer Acht zu lassen. Doch auch die Unterstützung des Körpers ist maßgeblich. Das Ansetzen auf allen Ebenen beschleunigt den Heilungsprozess ungemein und sorgt für dauerhafte Erfolge.

Dazu kommt, dass mit dem Ausschwemmen alter Ablagerungen auch blockierende Energien das System verlassen und so über die körperliche Ebene die geistige-seelische Heilung erleichtert wird.

In diesem Buch möchte ich Ihnen zunächst einmal vor Augen führen, wie es überhaupt dazu kommt, dass unsere Körper Stoffe einlagert, die er eigentlich nicht mehr braucht, und ich zeige Ihnen, was für Probleme daraus entstehen können.

Im Anschluss daran werden Sie Wege kennenlernen, sich von altem Ballast zu befreien, die sie allesamt problemlos, nahezu komplett nebenwirkungsfrei und kostengünstig zu Hause durchführen können. Natürlich möchte ich Ihnen auch nicht vorenthalten, auf welch vielfältige Arten Sie von der inneren Körperreinigung profitieren werden.

Um Missverständnisse zu vermeiden, mache ich Sie gleich hier zu Anfang darauf aufmerksam, dass der Großteil von dem, was Sie in diesem Buch lesen werden, nicht der medizinischen Lehrmeinung entspricht. Ich erwähne das im Zusammenhang mit all meinen öffentlichen Äußerungen, um mich selbst rechtlich abzusichern, denn ich weiß, dass meine Leser, Klienten und Hörer keine medizinische Lehrmeinung von mir erwarten. In der Regel haben sie sich auf die Suche nach Alternativen gemacht, weil sie von der Medizin enttäuscht wurden oder weil sie selbst aktiver zu ihrer Gesundheit beitragen wollen, als es die Medizin gerne sieht.

Das, worüber ich hier schreibe, liegt mir sehr am Herzen, weil es mein eigenes Leben eklatant verändert hat, genauso wie das von Hunderten meiner Klienten. Ich lade Sie deshalb herzlich ein, das Geschriebene wissenschaftlich zu überprüfen. Die einzig wahre wissenschaftliche Überprüfungsmethode ist nämlich der Praxistest.

Machen Sie ihn unbedingt, denn nur so können Sie herausfinden, ob es sich lohnt, neue Dinge in Ihr Leben zu integrieren.

Nun wünsche ich Ihnen aber viel Freude beim Lesen und hoffentlich viele spannende Erkenntnisse über Ihren genialen Körper.

Alexandra Stross, Herbst 2015 in Moosbach, Oberösterreich

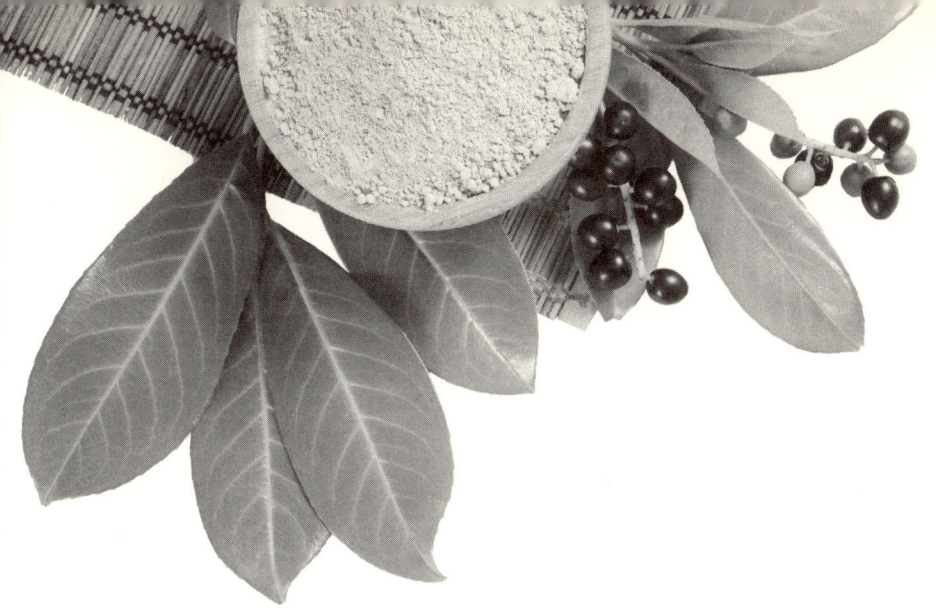

Das Grundproblem

Wenn man sich mit einem anderen Menschen gut versteht, sagt man, dass die Chemie stimmt. Tatsächlich ist es so, dass chemische Prozesse maßgeblich daran beteiligt sind, wenn etwas tadellos funktioniert. Im Inneren unseres Körpers gibt es überhaupt nichts, was wichtiger wäre. In jedem Gewebe können sämtliche Prozesse nur dann optimal ablaufen, wenn das chemische Milieu optimal ist. Ist es zu sauer oder zu basisch, sind die Funktionen beeinträchtigt.

Die Maßeinheit für das chemische Milieu ist der sogenannte pH-Wert, ein Ausdruck, der mittlerweile den meisten sehr geläufig ist. Auch die Begriffe »sauer« und »basisch« sind in aller Munde, aber schauen wir uns trotzdem ganz kurz an, was das genau bedeutet.

Die pH-Wert-Skala

Die pH-Wert-Skala reicht von 0 bis 14. In der Mitte liegt die 7. Wenn eine Substanz den pH-Wert von 7 hat, ist sie chemisch neutral. Das ist bei unbehandeltem Wasser der Fall, wie es in unseren Breiten in der Regel aus der Leitung kommt. Unterhalb von 7 liegt der saure Bereich, und alles, was einen pH-Wert aufweist, der größer als 7 ist, wird als basisch oder alkalisch bezeichnet. Die Grafik verdeutlicht es.

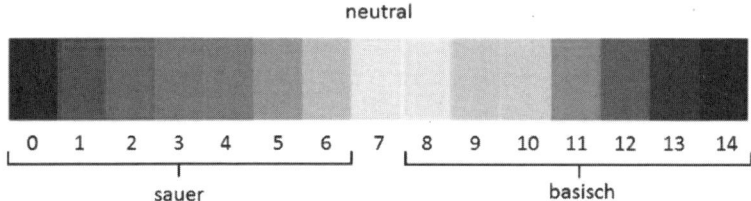

Wie bereits oben ganz kurz erwähnt, herrscht nun in jedem Gewebe unseres Körpers ein ganz spezifischer pH-Wert, der ein optimales Funktionieren gewährleistet. Am sauersten ist es im Magen bei einem pH zwischen 1 und 3.

Im Darm sollte es basisch zugehen, bei einem Wert von etwa 8, und auch die Leber ist mit etwa 7,1 immer noch leicht basisch. Die Muskulatur dagegen ist leicht sauer bei 6,9. Senkt sich dieser pH im Herzmuskel auf etwa 6,2 ab, kommt es zum Herzinfarkt.

Am Wichtigsten ist aber natürlich, dass das Milieu im Blut stimmt, denn das kommt schließlich auch mit allen anderen Geweben in Kontakt. Physiologisch (also solange der Mensch gesund ist) liegt der Wert des Bluts zwischen 7,36 und 7,45. Auch das Blut ist also basisch.

In Vorträgen werde ich an dieser Stelle oft gefragt, wie man denn den Blut-pH messen könne. Natürlich gibt es diverse Möglichkeiten, in Wahrheit ist hier aber keine Kontrolle notwendig, denn solange es ei-

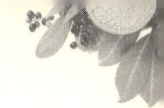

nem gut geht, ist der Blut-pH mit Sicherheit in Ordnung. Weicht er nur um ein Zehntelgrad ab, stehen Sie höchstwahrscheinlich nicht mehr auf Ihren Beinen und kommen gar nicht mehr auf die Idee, irgendetwas zu messen.

Das chemische Milieu der wichtigsten Körperflüssigkeit ist so wesentlich, dass es von unserem Körper unter allen Umständen aufrechterhalten wird. Erst wenn es gar nicht mehr anders geht und die Werte in den verschiedensten Geweben bereits stark abweichen, wird eine Störung auch im Blut messbar. Das System befindet sich dann in einer lebensbedrohlichen Notlage.

Den basischen Blut-pH gegen die Säureflut verteidigen

Die große Herausforderung, die sich für unseren Körper nun stellt, ist, diesen basischen Blut-pH stabil aufrechtzuerhalten, und das, obwohl wir tagtäglich einer ziemlichen Säureflut ausgesetzt sind.

Das meiste von dem, was wir essen und trinken, wird sauer verstoffwechselt, man spricht von Säurebildnern.

Der wahrscheinlich wichtigste Säurebildner ist der Zucker. In der Zeit meiner Erkrankung habe ich drei Jahre konsequent versucht, auf Zucker zu verzichten, und ich hätte mir niemals vorstellen können, wie schwierig sich das gestaltete. Zunächst deswegen, weil ich schnell feststellte, dass er in so gut wie allen fertigen Nahrungsmitteln enthalten war. Als mir der Arzt zu dieser Maßnahme geraten hatte, hatte ich sofort gesagt, dass das kein Problem für mich wäre. Süßigkeiten mochte ich sowieso nicht besonders.

Das Studieren der diversen Verpackungen im Supermarkt bescherte mir dann das Gefühl, überhaupt nichts mehr essen zu können. Keine Joghurts, keine Essiggurken, kein Knabbergebäck, kein Ketchup, keinen

Senf, nichts mit Mayonnaise und keine Fertiggerichte, um nur einige Beispiele zu nennen. Auch in vielen Brot- und Wurstsorten ist Zucker enthalten, und wirklich enorme Mengen davon finden sich in den Getränken. Und zwar bei Weitem nicht nur in Limonaden, sondern auch in Eistees, Fruchtsaftgetränken und aromatisierten Mineralwässern.

Die zweite Schwierigkeit ergab sich für mich dann doch wider Erwarten durch den Verzicht als solches. Obwohl ich alles andere als eine Naschkatze war, schien ich richtiggehend zuckersüchtig zu sein, denn ich verspürte Symptome, die an einen Entzug erinnerten. Mein Verlangen war so stark, dass ich nachts sogar von Vanilleeis träumte und schweißgebadet aufwachte. Tagsüber war ich wochenlang schlechter Laune.

Die wichtigsten Säurebildner

Tatsächlich ist es so, dass der Körper raffinierten Zucker überhaupt nicht braucht. Genau genommen ist er sogar ein Zellgift und führt zu Verpilzung, die in einem späteren Kapitel noch Thema sein wird.

Weitere wichtige Säurebildner sind tierische Eiweiße, wie sie nicht nur in Fleisch- und Wurstwaren, sondern auch in Eiern und Milchprodukten enthalten sind, weiße Mehle, diverse Geschmacksverstärker und dann natürlich so beliebte Genussmittel wie Alkohol, Kaffee und Zigaretten.

Eine gesunde Ernährung sollte »basenüberschüssig« sein, was bedeutet, dass ein Großteil der aufgenommenen Lebensmittel basisch verstoffwechselt werden sollte, was in erster Linie auf Obst, Gemüse und Kräuter zutrifft.

Ein kleiner Teil (etwa 20 Prozent) sollte aus sogenannten guten Säurebildnern wie Nüssen oder Vollwertgetreide bestehen.

Wenn ich schreibe »basisch verstoffwechselt«, bedeutet das, dass es leider nicht möglich ist, die Lebensmittel vor dem Verzehr mithilfe eines pH-Streifens zu testen, da man aus dem Ergebnis nicht immer ableiten kann, was der Körper dann tatsächlich daraus macht. Zitronensaft zum Beispiel ist sauer, wird dann aber in eine Base umgewandelt und ist demnach sehr gesund, während schwarzer Kaffee auf dem Tisch stehend basisch ist, im Körper aber stark säurebildend wirkt.

Schnelle Effekte durch Ausleitung

In diesem Buch möchte ich allerdings weniger Ernährungsratschläge erteilen als einen Gesamtüberblick darüber geben, wie sich unsere Lebensweise auf den Körper auswirkt und was man tun kann, um überschüssige Säuren, die sich im Gewebe angesammelt haben, loszuwerden. Einerseits bin ich keine Ernährungsberaterin, und andererseits geht es bei meinen Klienten in der Regel darum, einen schnellen Effekt zu erzielen.

Wenn Sie sich eine Kläranlage vorstellen, in die über lange Zeit viel stark verschmutztes Wasser eingeleitet wurde, was wird passieren, wenn die Zufuhr aus den Kanälen gedrosselt wird und stattdessen sauberes Wasser eingeleitet wird?

Die Verschmutzung wird verdünnt, kann aber trotzdem nur sehr langsam abgebaut werden.

Schneller geht es, wenn man die vorhandene Verschmutzung ableitet, selbst dann, wenn am anderen Ende weiterhin verschmutztes Wasser hinzukommt.

Es versteht sich von selbst, dass die effektivste Lösung die ist, an beiden Seiten anzusetzen. Viele meiner Klienten sind allerdings sehr dankbar, dass für die Wirksamkeit der Methoden, die ich empfehle, keine permanente Disziplin in Sachen Ernährung die Grundvoraussetzung darstellt.

Auch ein weiteres Argument spricht für mich dafür, bei der Ausscheidung zu beginnen: Heilung hat immer mit Loslassen zu tun. Auf der seelisch-geistigen Ebene fällt Loslassen oft schwer, und da tut es gut, hier mit dem Körper voranzuschreiten.

Genaueres lesen Sie später im Kapitel *Die seelisch-geistigen Auswirkungen des Entschlackens.*

Säureproduktion durch Stress

Zurück zum Grundproblem. Wir nehmen also ziemlich viele Säuren von außen auf, aber leider ist das noch nicht alles. Wir produzieren diese Substanzen auch selbst, und zwar dann, wenn wir unter Stress stehen. Um welche Form von Überforderung es sich handelt, ist hier nicht wesentlich. Körperlicher Stress führt genauso zu Übersäuerung wie geistig-seelischer. Ich habe im Lauf meiner Praxistätigkeit sogar Menschen kennengelernt, die sich basisch ernährt haben und trotzdem übersäuert waren, weil sie zum Beispiel unter Depressionen oder Angstzuständen gelitten haben.

Wer kann heute schon von sich behaupten, komplett entspannt zu sein? Mit Sicherheit die wenigsten. Viele kämpfen mit einer Mehrfachbelastung und haben zudem noch finanzielle Nöte, das wirkt sich dann auf die Beziehungen aus, und ein Teufelskreis beginnt. Wenn diese Faktoren dann auch noch mit einer ungesunden Lebensweise einhergehen, dann ist es kein Wunder, wenn sich der Körper auf die Dauer nicht ausbalancieren kann und die ersten Beschwerden auftauchen.

Es empfiehlt sich, beizeiten einzugreifen, damit es gar nicht erst zu Schlimmerem kommt. In diesem Buch werden Sie ein paar sehr effektive Möglichkeiten kennenlernen, mit denen Sie problemlos selbst ausgleichend auf Ihren Säure-Basen-Haushalt einwirken und so Körper, Geist und Seele effektiv unterstützen können. Diese Maßnahmen sind so unkompliziert, dass Sie sie wie die normale Körperpflege ganz einfach in Ihren Alltag integrieren können.

Wie geht der Körper mit Säuren um?

Zuerst möchte ich Ihnen aber zeigen, was passiert, wenn nicht aktiv eingegriffen wird. Wie verfährt der Körper mit der täglichen Säureflut? Wie schafft er es trotz der Lebensbedingungen in der westlichen Welt, den basischen Blut-pH aufrechtzuerhalten?

Eines steht fest: Keinesfalls können die Säuren im Blut bleiben, und auch die, die woandershin verschoben werden, müssen bestmöglich neutralisiert werden. Diese Neutralisation erfolgt durch die Umwandlung in Salze, wozu jedoch Mineralstoffe benötigt werden.

Hier kann sich das nächste Problem für den Körper ergeben. Woher soll er die Mineralstoffe nehmen, wenn in der aufgenommenen Nahrung zu wenige davon enthalten sind?

Vielleicht überschlagen Sie einmal kurz im Kopf, was Sie heute schon gegessen haben. Was davon war Ihrer Ansicht nach reich an wertvollen Nährstoffen?

Wenn sich keine andere Möglichkeit bietet, müssen die benötigten Stoffe wohl oder übel aus den Lagerstätten entnommen werden, und diese Lagerstätten an Mineralien sind: Knochen und Knorpelgewebe, Zähne, Gefäßwände, Sehnen und Haarböden.

Welche Depots als Erste entleert werden, ist bis zu einem gewissen Grad Veranlagungssache. Gerade bei Männern ist der Haarboden sehr beliebt, und der Haarausfall als Folge der Übersäuerung tritt teilweise schon recht früh auf. Frauen haben nämlich das Glück, über die monatliche Regelblutung größere Säuremengen ausscheiden zu können, weswegen sie sich nicht nur länger einer vollen Haarpracht erfreuen, sondern im Schnitt auch einige Jahre älter werden. Es macht schon etwas aus, wenn man einen Großteil des Lebens eine Entgiftungsmöglichkeit mehr zur Verfügung hat. Hierzu aber später noch mehr.

Entspeicherung der Minaralstoffdepots

Jedenfalls holt sich der Körper die Stoffe, die er braucht, um die Säuren auszugleichen, und auch wenn das dauerhaft die eine oder andere Unannehmlichkeit nach sich zieht, so ist es doch immer noch besser, als wenn sich der Blut-pH verändern und der Stoffwechsel sofort entgleisen würde. Grundsätzlich gilt nämlich immer: Alles, was der Körper tut, ist höchst sinnvoll. Wenn es zu unangenehmen Symptomen kommt, dann nur aufgrund von überaus wichtigen Regulationsmechanismen, die nicht ausbleiben hätten können. Der Körper ist ein Stück Natur und weiß genau, was er tut. Niemals würde er sich freiwillig selbst schaden. Oftmals bleibt ihm allerdings nichts anderes übrig bei dem, was wir ihm tagtäglich zumuten.

Sind die Säuren dann mithilfe der Mineralstoffe in Salze verwandelt worden, spricht man im allgemeinen Sprachgebrauch von Schlackenstoffen, deren Existenz man in der klassischen Medizin übrigens rundweg bestreitet. Diese Schlacken werden ins Bindegewebe eingelagert, wo sie oft ein ganzes Menschenleben verbleiben. Warum es zu dieser Einlagerung kommt, werden wir uns im nächsten Kapitel genauer ansehen. Jedenfalls kann der Körper damit nichts anfangen und würde sie am liebsten umgehend ausscheiden, doch das ist leider in der Regel nicht möglich, und so lagert er sie an Orten ein, wo sie keinen unmittelbaren Schaden anrichten können.

Es werden zwei Grundarten von Geweben unterschieden

Wenn man nur eine ganz grobe Einteilung vornimmt, verfügen wir alle über zwei Grund-Gewebearten, die sich natürlich jeweils noch weiter unterteilen lassen würden, was für uns im Moment aber nicht von Interesse ist. Einerseits ist das das hoch spezialisierte Organgewebe und anderseits das Bindegewebe.

Die mengenmäßige Verteilung sieht so aus, dass das Bindegewebe 85 Prozent ausmacht und das Organgewebe lediglich 15 Prozent. Es läuft in unserem Körper nämlich ganz ähnlich ab wie in der Fußballnationalmannschaft. Die besteht auch nur aus ein paar wenigen Fußballern, und im Verhältnis dazu gibt es eine ziemlich große Zahl an Menschen, die sich um deren Bedürfnisse kümmern. So, dass sich die Spieler nur auf das konzentrieren können, was sie am allerbesten können: das Spielen.

Denken Sie nur an die Trainer, Ärzte, Masseure, Mentaltrainer, Köche, Ernährungsberater und all die anderen bis hin zu den Ehefrauen der Spieler.

Genauso verhält es sich mit dem Binde- und dem Organgewebe. Das Organgewebe mit seinen komplizierten Vorgängen entspricht den Fußballspielern, und das Bindegewebe hält ihm quasi den Rücken frei, indem es Versorgungs- und Schutzfunktionen übernimmt. Keinesfalls war das Bindegewebe als Lagerstätte für nicht mehr benötigte Abfallstoffe vorgesehen, aber wenn die Ausscheidung eingeschränkt ist, ist es immer noch schonender, diese Lösung zu wählen, als die Organe zu belasten.

Über kurz oder lang ergeben sich aber dann doch kleinere und größere Probleme, zu deren Veranschaulichung ich eine Grafik angefertigt habe.

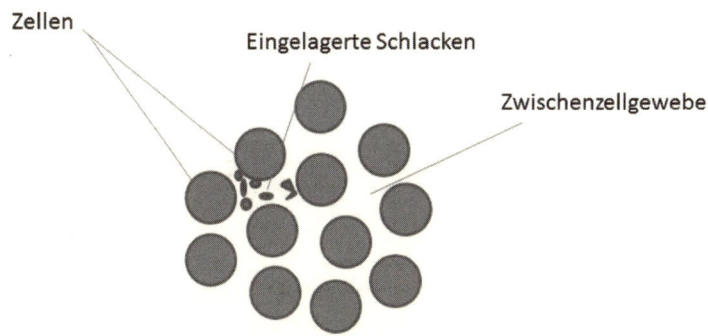

Zellen

Eingelagerte Schlacken

Zwischenzellgewebe

Die meisten Zellen in unserem Körper sind rund, und immer befindet sich zwischen den Zellen das sogenannte Zwischenzellgewebe, das auch zum Bindegewebe gerechnet wird. Genauso wie auf der Grafik könnte es also auch in einem Ihrer Organe aussehen. Da der Sauerstoff und die Nährstoffe, die jede einzelne Zelle für den Zellstoffwechsel benötigt, nicht bis unmittelbar vor jede »Zellhaustür« geliefert werden können, müssen die Teilchen das letzte Stück bis zu ihrem Bestimmungsort durch das Gewebe diffundieren. Das bedeutet, dass sie frei herumwandern und sich ihren Weg anhand chemischer Konzentrationsgefälle suchen. Sie wollen dorthin, wo sie gebraucht werden, sprich wo gerade eine Mangelsituation herrscht. Durch diesen Mangel werden sie gleichfalls magnetisch angezogen, im chemischen Zusammenhang spricht man allerdings von »osmotisch«. Hat eine Zelle also etwa ihren Sauerstoff verbraucht, wird Sauerstoff, der gerade ins Gewebe transportiert wurde, in die Zelle hineingezogen.

Unter einer Bedingung: Wenn der Weg durch die Zwischenzellsubstanz frei ist. Ist er durch Schlackenstoffe verlegt, wie oben in der Grafik dargestellt, bleibt die Versorgung quasi stecken, und der Mangel in der Zelle kann nicht ausgeglichen werden.

Schlacken im Gewebe behindern die Zellversorgung

Die zweite Schwierigkeit, die sich ergeben kann, ist die, dass die Zellen die Abfallstoffe, die beim Zellstoffwechsel anfallen, ungenügend oder gar nicht mehr ausscheiden können, weil auch das nur dann funktioniert, wenn die Umgebung sauber ist. Im schlimmsten Fall erhält die Zelle also keinen Sauerstoff und keine Nährstoffe mehr und muss gleichsam in ihrem Abfall ersticken.

Wie immer versucht unser Körper aber längstmöglich, das Schlimmste zu verhindern, und leitet Regulationsreaktionen ein.

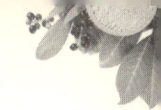

Es ergehen zwei Meldungen an das Gehirn. Einerseits, dass die Zellen dringend Sauerstoff benötigen, und das Gehirn leitet die Information weiter an das Herz, das seine Pumpleistung erhöht. So werden die Teilchen mit mehr Druck ins Gewebe geschickt, und dadurch steigt die Wahrscheinlichkeit, dass die wichtigen Stoffe die Zellen erreichen.

Die zweite Meldung lautet »Nährstoffmangel« und führt dazu, dass ein Hungergefühl entsteht, um schnellstens eine Nahrungsaufnahme einzuleiten.

Nur leider wird das Gegessene vermutlich wieder nicht bis in die einzelnen Zellen der peripheren Bereiche gelangen. Ein Teufelskreis beginnt.

Verhungern vor vollen Tellern

Das ist es, was gemeint ist, wenn man hört, dass die Menschen in der westlichen Welt bisweilen vor ihren vollen Tellern verhungern. Sie nehmen Unmengen an Nahrung auf, weil in dem, was gegessen wird, nur sehr wenige wertvolle Nährstoffe enthalten sind. Zudem erreicht das wenige oft nicht den Ort, wo es gebraucht wird.

Auch im Darm ist die Aufnahme bereits oft gestört, worüber Sie später noch sehr viel mehr hören werden.

Also muss immer noch mehr und noch mehr gegessen werden, weil das Hungergefühl nicht nachlässt. Sie verstehen jetzt vielleicht besser, dass Menschen, die mit starkem Übergewicht zu kämpfen haben, nicht einfach völlig disziplinlos sind, sondern aufgrund der fortgeschrittenen Verschlackung tatsächlich Hunger leiden.

Natürlich können sich auch noch ganz andere Probleme daraus ergeben, dass das Bindegewebe als Lagerstätte für Abfallstoffe missbraucht wird und seine diversen Versorgungs- und Schutzfunktionen nur noch unzureichend erfüllen kann.

Im Grunde muss man sagen, dass heute nahezu jede Symptomatik zumindest teilweise durch die dargestellte Problematik verursacht wurde, sehr viele Krankheitsbilder sogar ausschließlich.

Das beginnt bei ständiger Müdigkeit oder Nervosität, reicht über Migräne, Allergien, Gelenksprobleme und viele andere mehr bis hin zu Krebs.

Entschlacken kann nahezu alle Beschwerden lindern

Einerseits klingt das schrecklich, aber ist es nicht auch eine gute Nachricht, dass nahezu alle Beschwerden, die wir kennen, durch Entgiftungsmaßnahmen gelindert werden können?

Wir haben unsere Gesundheit selbst in der Hand, auch wenn wir es nicht wahrhaben wollen und es in unserer Gesellschaft üblich ist, die Verantwortung für diesen wichtigen Bereich unseres Lebens einfach vollständig abzugeben.

Wie gesagt, die Medizin bestreitet, dass das Phänomen der Verschlackung überhaupt existiert, doch ich lade Sie herzlich ein, sich Ihr eigenes Bild zu machen, indem Sie einfach ausprobieren, wie sich das Entgiften auf Ihr Befinden auswirken wird.

Ist es nicht auch verdächtig, dass sich der Körper mit ganz vielen Symptomen absolut offensichtlich reinigen möchte?

Denken Sie an die vermehrte Ausscheidung durch Schwitzen überall dort, wo Fieber beteiligt ist. Denken Sie an Durchfall und Erbrechen, Blasenentzündung, Schnupfen, Husten, Allergien mit tränenden Augen, triefender Nase und nässenden Hautausschlägen, aber auch an offene Beine bei Diabetes. Selbst unbehandelte Tumore, die in der Nähe der Körperoberfläche sind, versucht der Körper abzustoßen, indem er sich öffnet.

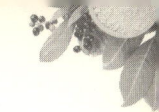

Nachdem nachhaltige Heilung aus meiner Sicht nur dadurch passieren kann, dass man die Reaktionen des Körpers unterstützt, ist es sinnvoll, hier anzusetzen und so viele Türen wie möglich zu öffnen. Damit das ausgeschieden werden kann, was rauswill.

Selbst nach vielen Jahren, in denen ich Menschen als einen fixen Bestandteil meiner Begleitung eine individuelle Anleitung zu einer inneren Körperreinigung erstelle, bin ich immer noch oft erstaunt darüber, wie umfangreich die Auswirkungen sein können. Fast immer höre ich den Satz: »*Hätte ich das doch früher gewusst.*« Sogar von denen, die am Anfang ganz skeptisch waren. Es ist nämlich nicht nur enorm effektiv, sondern auch noch wirklich einfach und angenehm.

Und wenn Sie jetzt fragen, warum es dann nicht alle machen, dann kann ich nur antworten: weil es die wenigsten wissen.

Es wird einem nicht gesagt, und warum, kann ich nur interpretieren. Vielleicht weil es wenig geschäftsträchtig ist, die Menschen zur Selbsthilfe anzuhalten.

Wir werden uns ausführlich damit befassen, wie man es mit dem Entgiften ganz praktisch angehen und so aus manchem ausweglos scheinenden Teufelskreis wieder aussteigen kann. Zunächst aber schauen wir uns noch an, wie es überhaupt dazu kommt, dass die Schlackenstoffe ins Gewebe eingelagert anstatt einfach ausgeschieden werden.

Was sind die normalen Ausscheidungswege unseres Körpers, und wieso nutzt er sie nicht ausreichend?

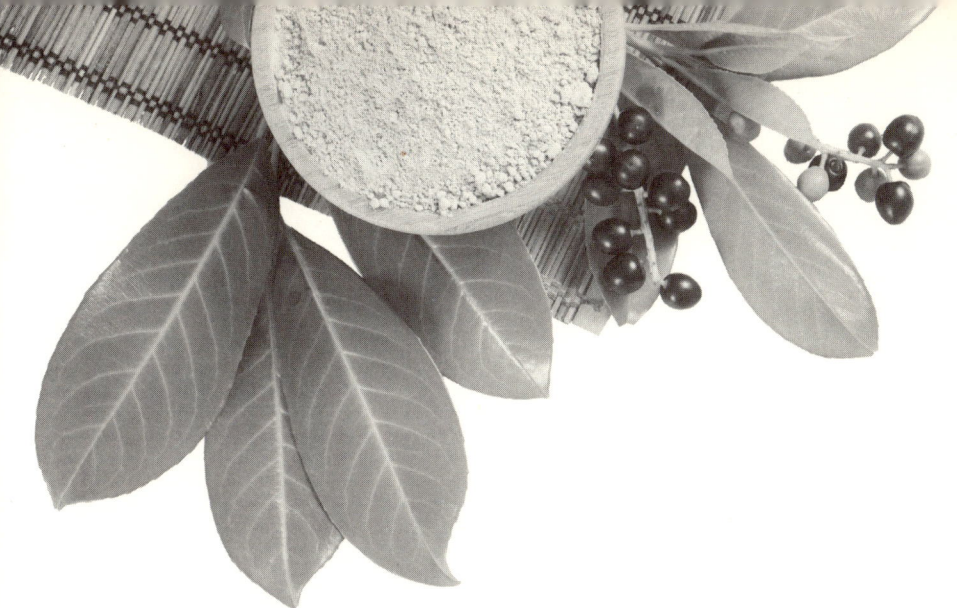

Die natürlichen Ausscheidungswege

Die Atmung

Die Lunge versorgt uns nicht nur mit lebenswichtigem Sauerstoff, sie entgiftet uns auch. Bei der Ausatmung wird Kohlendioxid abgegeben, und das trägt ganz wesentlich zum Ausgleich des Säure-Basen-Haushalts bei. Denn Kohlendioxid ist sauer. Im Zusammenhang mit der Zellversorgung weiter oben haben Sie bereits das Stichwort Osmose gehört, die magnetische Anziehungskraft in der Chemie. Sämtliche chemische Teilchen wollen dorthin, wo es weniger von ihnen gibt. Die Sauerstoffteilchen zieht es in die Richtung, in der Mangel herrscht.

Je sauerstoffreicher also die Umgebungsluft, in der man sich befindet, umso mehr kann aufgenommen werden und umso mehr Kohlendioxid wird abgegeben. Hält man sich den ganzen Tag in stickiger Raumluft auf, ist dieser Entgiftungsweg also eingeschränkt.

Stickige Raumluft und Bewegungsmangel schränken die Entgiftung über die Atmung ein

Hinzu kommt noch der Bewegungsmangel, der sich viel umfassender auswirkt, als dem Laien oft bewusst ist. Bewegung sorgt nicht nur für die Gesunderhaltung des Herzens und des Kreislaufsystems, hält die Muskeln kräftig und die Knochen stabil. Sie vertieft auch die Atmung, sodass verstärkt entgiftet werden kann und das Gehirn mehr Sauerstoff bekommt. Nicht nur deswegen sind Menschen, die sich bewegen, intelligenter, sondern auch, weil die Gehirnzellen besonders gerne gemeinschaftlich arbeiten. Wer schuftet schon gerne, wenn einem alle anderen zusehen?

Ein ganzes Drittel der Gehirnkapazität ist allein für die Motorik zuständig, das heißt, wenn wir uns bewegen, sind mehr als 30 Prozent der Zellen schon aktiv, und alle anderen machen gerne mit.

Ist Ihnen schon einmal aufgefallen, dass Schauspieler beim Textelernen herumlaufen? Genauso wie alle anderen, die große Informationsmengen aufnehmen müssen. Das geschieht ganz intuitiv, weil es so tatsächlich leichter geht. Schade nur, dass man in der Schule stillsitzen muss, aber zurück zur Atmung.

Um diesen Entgiftungsweg besonders effektiv zu nützen, lade ich Sie ein, gut zu lüften, wenn Sie sich in geschlossenen Räumen aufhalten müssen, und sich regelmäßig zu bewegen.

Gewöhnen Sie sich überhaupt an, bewusst tief zu atmen, die meisten Menschen sind sogenannte Flachatmer.

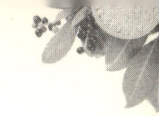

Im Sitzen empfiehlt sich eine aufrechte Körperhaltung, damit die Lunge sich entfalten kann.

Wir halten kurz noch einmal fest: Der häufige Aufenthalt in stickiger Raumluft, Bewegungsmangel, schlechte Körperhaltung und flache Atmung führen dazu, dass in der Regel nur unzureichend über die Lunge entgiftet wird.

Die Ausscheidung über die Harnorgane

Eine wichtige Grundvoraussetzung dafür, dass die Niere ihre Arbeit gut verrichten kann, ist, dass genügend Wasser getrunken wird, was bei den wenigsten Menschen der Fall ist. Circa 40 Milliliter pro Kilogramm Körpergewicht sind der Tagesbedarf, und hier spreche ich nicht von diversen Flüssigkeiten, sondern von klarem, unbehandeltem Wasser.

Die vielen Aufgaben des Wassers

Schauen wir uns an, für welche Prozesse es benötigt wird. Zunächst einmal füllt es unsere Hohlräume auf, jede einzelne Zelle ist mit Wasser gefüllt.

Es ist das Gleitmittel in unseren Gelenken und das, was den Knorpeln ihre Stoßfestigkeit verleiht. Gelenksprobleme oder Bandscheibenvorfälle sind das Ergebnis von vielen Jahren, in denen zu wenig getrunken wurde.

Außerdem ist Wasser das Transportmittel schlechthin in unserem Körper. Kommt es zu einem Mangel, spricht man von Dehydrierung, die dazu führt, dass sich die Reaktionspartner unzähliger chemischer Prozesse nicht mehr begegnen können. Wie gestrandete Schiffe sind sie bewegungsunfähig und dadurch völlig nutzlos.

Eine weitere Funktion ist, dass es zur Entgiftung beiträgt. Was der Staubsauger in Ihrer Wohnung ist, ist das Wasser in Ihrem Körper. Durch seine außergewöhnliche Eigenart, seine Molekülverbindungen ständig zu öffnen und zu schließen, kann es Stoffe, die nicht mehr benötigt werden, an sich binden und mit hinausnehmen.

Im indischen Ayurveda wird Trinkwasser zehn Minuten bei offenem Deckel gekocht und anschließend heiß in kleinen Schlucken getrunken, weil die Verbindungen dann dauerhaft geöffnet bleiben und der Entgiftungseffekt besonders groß ist.

Ist bereits etwas anderes an das Wasser gebunden, wie zum Beispiel Tee oder Zucker, bleibt diese Wirkung leider aus. Denken Sie bitte auch daran, dass zum Beispiel Kohlensäure nicht nur so heißt, sondern tatsächlich eine Säure ist. Wer also Sprudelwasser trinkt, nimmt nichts auf, was der Körper zum Entgiften verwenden kann, sondern vielmehr etwas, was entgiftet werden muss.

Bei den meisten Menschen, die mich mit ihren chronischen Beschwerden aufsuchen, stellt sich schnell heraus, dass sie zu wenig trinken. *»Ich habe einfach keinen Durst«*, sagen sie, manche versichern mir sogar, dass ihnen schlecht wird, wenn sie ein großes Glas Wasser trinken. In solchen Fällen hat sich der Organismus schon so an die Notsituation gewöhnt, dass keine natürliche Regulation mehr erfolgt.

Ausreichend Wasser ist die Grundvoraussetzung für jeden Therapieerfolg

Ich sage ganz deutlich, dass aus meiner Sicht jede Form der Therapie zum Scheitern verurteilt sein muss, wenn eines der wichtigsten Grundbedürfnisse des Körpers unerfüllt bleibt. Wenn Wasser nicht vertragen wird, ist das ein Alarmsignal. In einem solchen Fall muss sich der Be-

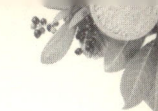

troffene in kleinen Schlucken wieder an das Wasser gewöhnen. Am besten gelingt es übrigens mit warmem Wasser, das besonders gut aufgenommen werden kann. Oft genügt schon ein großes Glas davon, und der Durst meldet sich zurück. Trotzdem dauert es ein paar Tage, bis die wertvolle Flüssigkeit nicht einfach wieder ausgeschieden, sondern dort eingespeichert wird, wo sie so dringend benötigt wird. Es ist also davon auszugehen, dass man in den ersten Tagen der Umgewöhnungsphase häufiger die Toilette aufsuchen wird. Der ständige Harndrang lässt aber bald wieder nach, sobald der Körper sich erinnert, was er mit der Flüssigkeit alles anfangen kann. Selbst in die Bandscheiben und in andere Knorpel kann das Wasser auch in fortgeschrittenem Lebensalter wieder eingelagert werden, wenn über einen gewissen Zeitraum konsequent rehydriert wird. Mit dem Tagesbedarf ist es allerdings dann nicht getan, es müssen also mehr als zwei Liter getrunken werden.

Jemand, der ans Trinken gewöhnt ist, wird sich schwertun, eine halbe Stunde auszukommen, ohne zumindest ein kleines Glas zu sich zu nehmen.

Immer wieder zeigt sich, dass gerade Menschen, die sehr bewusst auf ihre Gesundheit achten, nicht wissen, dass Tee und Wasser nicht das Gleiche sind. Gerade Kräutertees haben oft sogar entwässernde Wirkung, was man auch sofort am häufigen Harndrang merkt.

Alles, was außer Wasser noch getrunken wird, also bitte nicht vom Tagesbedarf abziehen.

Die Haut

Die Haut ist mit Abstand unser flächenmäßig größtes Entgiftungsorgan, doch auch sie kann ihre Aufgabe in der Regel nur sehr eingeschränkt wahrnehmen.

Angeblich verfügt sie über einen sogenannten Säureschutzmantel, um den Organismus vor eindringenden Keimen zu schützen. So teilt es uns zumindest die Kosmetik- und Pharmaindustrie mit, um zu begründen, dass nahezu sämtliche im Handel erhältliche Pflegeprodukte, vom Duschgel über die Körperlotion bis hin zum Babyöl, einen sauren pH-Wert haben.

Wie so oft teile ich deren Meinung nicht. Ein anderer Erklärungsansatz dafür, dass unsere Haut tatsächlich sauer ist, ist, dass sie ständig Säuren nach außen transportiert.

Wird sie allerdings sauer gepflegt, funktioniert das nur sehr eingeschränkt. Das Konzentrationsgefälle als Grundvoraussetzung für osmotische Transportvorgänge ist dann nämlich nicht gegeben, die Säuren unter der Haut werden von den Säuren außen auf der Haut an der Ausscheidung gehindert.

Auch die Haut selbst leidet, je mehr sie gepflegt wird, umso stärker degeneriert sie und verliert jede Fähigkeit, sich selbst zu regulieren. Wer zum Beispiel einmal damit begonnen hat, sich mit Körperlotion einzucremen, wird sich schwertun, wieder damit aufzuhören. Wie bei den meisten Medikamenten muss auch bei vielen Pflegeprodukten im Lauf der Zeit die Dosis nach oben geschraubt werden. Ob das wohl ganz im Sinne des Herstellers liegt?

Vorsicht, pH-neutral ist nicht wirklich neutral

Ist auf der Verpackung der Vermerk »pH-neutral« zu lesen, bedeutet das übrigens keineswegs, dass der Inhalt einen tatsächlich neutralen Wert von 7 hat. Die Industrie hat sich auf diese Begriffsdefinition geeinigt und meint damit »so sauer wie die Haut«. Und nachdem die Menschen immer saurer werden, wurde hier in den letzten Jahrzenten auch mehrmals nach unten korrigiert. Derzeit versteht man unter »*pH-neutral*« den Wert von 5,5.

Ein derart bezeichnetes Produkt ist also deutlich sauer und schränkt die Entgiftungsfunktion erheblich ein. Fehlt der Hinweis, ist davon auszugehen, dass das, was man da kauft, noch saurer ist. Auf tatsächlich basischen Produkten ist dezidiert das Wort »*basisch*« zu lesen beziehungsweise ist in der Regel auch der pH-Wert angegeben, der dann über 7 liegen muss.

Auch über den Schweiß werden Stoffwechselabfälle ausgeschieden, was der Hauptgrund dafür ist, dass er in der Regel unangenehm riecht. Weil das störend ist, wird wieder regulierend eingegriffen. Durch die Verwendung von Deodorants mit Aluminiumsalzen wird die Haut von innen komplett verschlossen. Es bleibt aber nicht nur das drinnen, was eigentlich herausgewollt hätte, sondern es werden zudem noch die schädlichen Metallsalze resorbiert. Aluminiumhaltige Deodorants wurden mittlerweile als eine der Hauptursachen für die steigenden Brustkrebsraten identifiziert.

Mittlerweile schreckt man nicht einmal davor zurück, die Schweißdrüsen chirurgisch zu entfernen, um peinliche Flecken und unangenehme Gerüche zu vermeiden. Doch je stärker das vorhandene Problem diesbezüglich, umso verschlackter ist der dazugehörige Organismus und umso wichtiger wäre die Ausscheidung.

Möglichkeiten der gesunden Körperpflege

Was kann man nun aber tun, wenn man das alles weiß? Nachhaltige und gesunde Körperpflege ist gar nicht unbedingt leicht zu bekommen, und wenn doch, ist sie zumindest um ein Vielfaches teurer.

Zunächst einmal empfehle ich Ihnen, sich sogenanntes Indikatorpapier über das Internet zu besorgen, mit dessen Hilfe Sie anhand eines

Farbumschlags problemlos herausfinden können, welchen pH-Wert die diversen Produkte haben, die Sie schon zu Hause haben. Ob Sie die sauren unter ihnen erst aufbrauchen oder gleich entsorgen wollen, können Sie nur selbst entscheiden, ich rate Ihnen aber in jedem Fall zu Letzerem, wenn Sie bereits unter körperlichen Beschwerden leiden.

Wenn Sie bisher viele Produkte verwendet haben, wird es zumindest für eine gewisse Übergangszeitspanne für Sie sinnvoll sein, auf basische Pflegeprodukte umzusteigen. Sie werden dann nicht von heute auf morgen einfach darauf verzichten können und wahrscheinlich auch nicht wollen.

Eine andere Möglichkeit ist es, sich mit naturbelassenen, kalt gepressten Pflanzenölen, zum Beispiel Olivenöl oder Kokosöl, einzucremen und sich mit Wasser und Kernseife zu waschen. Auch für Kinder jeden Alters ist diese Art der Pflege geeignet.

Was den Schweißgeruch betrifft, können Sie sich vorübergehend mit aluminiumfreien Deodorants helfen. Dauerhaft empfehle ich Ihnen aber eine gründliche Entschlackung mit dem Ergebnis, dass Sie viel weniger schwitzen werden und die unangenehme Ausdünstung verschwinden wird.

Zusammenfassend lässt sich sagen, dass wir durch völlig falsche Pflege unser mit Abstand größtes Entgiftungsorgan nahezu vollständig außer Kraft setzen.

Der Darm

Gleich noch gravierender kann sich die Situation bei durchschnittlicher westlicher Lebensweise im Darm darstellen. Wenn ich hier von Darm spreche, meine ich den Dickdarm, medizinisch *Colon*, denn hauptsächlich der ist in der Regel verschlackt. Im Dünndarm ist der Nahrungsbrei noch dünnflüssig, sodass nur in Ausnahmefällen etwas liegen bleibt. Im Dickdarm schaut die Sache jedoch ganz anders aus. Hier findet so gut wie keine Nährstoffaufnahme mehr statt, stattdessen wird Wasser rückresorbiert, der verbliebene Brei also eingedickt und zur Ausscheidung vorbereitet.

Das Colon nimmt ziemlich viel Platz in unserem Bauch ein. Wie in der unteren Grafik dargestellt, mündet im rechten Unterbauch, unmittelbar oberhalb des Blinddarms, der Dünndarm ein. Auf der rechten Bauchseite steigt das Colon bis zum Rippenbogen auf, quert als *Colon transversum* bzw. quer liegender Dickdarm die gesamte Vorderseite und steigt links wieder ab. Es folgen zwei scharfe Kurven, und das abschließende Stück bis zum After wird als Mastdarm bezeichnet.

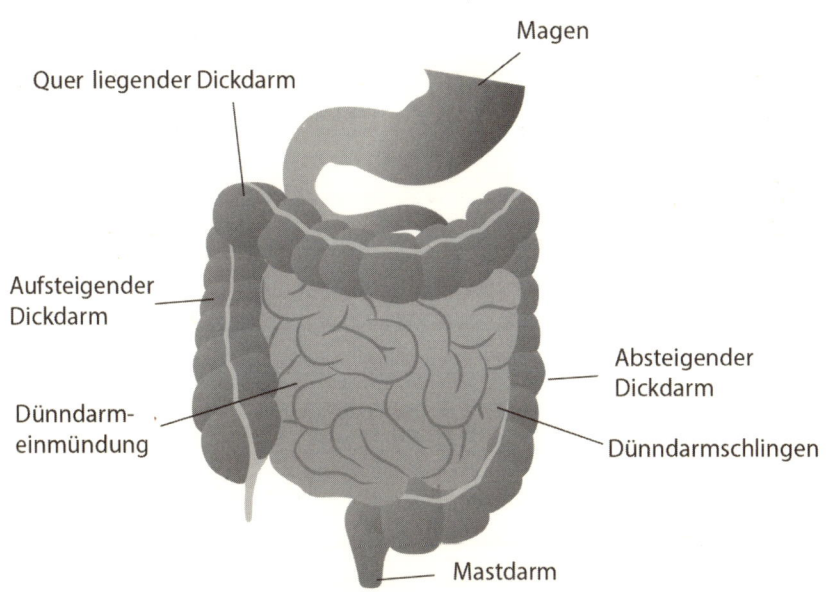

Im Inneren ist die Schleimhaut stark gefältelt. Das bringt den Vorteil, dass die Oberfläche vergrößert wird, und außerdem erfolgt über das Zusammenziehen und Dehnen der Falten der Weitertransport des Inhalts, die sogenannte Peristaltik.

Was versteht man nun unter Darmverschlackung, und wie kommt es dazu?

Damit ist gemeint, dass Darminhalt in Form von Kotsteinen oder auch übel riechendem Schleim wesentlich länger als vorgesehen liegen bleibt. Es gibt verschiedene Gründe, warum das passiert.

Erstens ist das blinde Ende im rechten Unterbauch nahe der Dünndarmmündung schon ein wenig prädestiniert dafür. Weil die Nahrung viel zu wenige Nährstoffe enthält, wird im Verhältnis eine viel zu große Menge aufgenommen, vor allem dann, wenn auch bereits im Bindegewebe Schlackenstoffe eingelagert sind. Zudem fehlen in der Regel Ballaststoffe, das sind Faserstoffe in den Schalen von Vollwertgetreide, Obst und Gemüse, die den Darm bei der Peristaltik unterstützen.

Wenn dann auch noch ein Wassermangel herrscht, weil zu wenig getrunken wird, versucht der Organismus, den Mangel auszugleichen, indem er den Darminhalt viel zu stark eindickt.

Der Teufelskreis beginnt. Die Darmfalten werden aufgefüllt, die Wand dehnt sich, und das Zusammenziehen und Ausdehnen zum Weitertransport verliert an Effektivität. Der Darm wird schwerer und unbeweglicher.

Wenn der durchschnittliche Wohlstandsbürger einmal am Tag Stuhlgang hat, ist er ziemlich froh und glaubt, über eine hervorragende Verdauung zu verfügen. Leider ist dem nicht so. Denn was heutzutage als »normal« gilt, bedeutet einfach nur, dass es bei den meisten so ist, aber noch lange nicht, dass es so gesund und richtig ist.

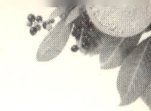

Man weiß, dass der Afrikaner im Schnitt die vierfache Kotmenge eines Europäers produziert, meistens aber nicht einmal die Hälfte isst.

Einmal Stuhlgang am Tag ist zu wenig

Vielleicht hatten Sie ja auch schon einmal einen Hund oder eine Katze. Hunde und Katzen sind sogenannte Fleischfresser, sie haben andere Zähne und einen wesentlich kürzeren Darmtrakt. Wenn so ein Hund regelmäßigen Auslauf genießt, kommen aus ihm schon so drei bis fünf Würstchen am Tag heraus. Und das, obwohl die Ernährung unserer Haustiere mittlerweile auch zu wünschen übrig lässt.

Wir Menschen werden als Allesfresser bezeichnet, stehen anatomisch den Pflanzenfressern aber wesentlich näher. Unsere nächsten Verwandten sind die großen Menschenaffen, von denen es drei Arten gibt. Gorillas und Orang-Utans ernähren sich ausschließlich von Blättern und Früchten. Einzig der Schimpanse greift ganz selten auch einmal zu Insekten oder kann einen kleinen Pavian erbeuten. Wie gesagt, kommt das ganz selten vor, und es versteht sich von selbst, dass er diesen roh verspeist. In gekochter Form fällt es unserem Körper noch viel, viel schwerer, das tierische Eiweiß aufzuschließen.

Haben Sie schon einmal beobachtet, wie oft Pflanzenfresser Kot absetzen?

Wesentlich öfter als die Fleischfresser, da wird kaum einmal eine Stunde Pause eingelegt.

Das bedeutet, als den Pflanzenfressern nahestehende Menschen müssten wir öfter zur Toilette gehen, als unser bester Freund, der Hund, das tut. Die Wirklichkeit sieht, wie besprochen, anders aus.

Weil unsere Dickdärme komplett gedehnt und überladen sind, erfolgt der Gang zur Toilette erst dann, wenn das Würstchen quasi schon fast von selbst hinten heraushängt. Bitte entschuldigen Sie die kernige Ausdrucksweise, aber man kann es fast nicht anders sagen. So war das nicht gedacht, und diejenigen, die bereits einmal in den Genuss einer Darmreinigung gekommen sind, wissen, dass dann jede Nahrungsaufnahme zeitlich recht nahe eine Erleichterung nach sich zieht, und zwar nicht nur einmal am Tag, sondern durchaus vier- bis fünfmal.

Die Därme sind nicht auf Dauerleistung ausgelegt

In der chinesischen Medizin unterscheidet man Yin- und Yang-Organe. Die Yin-Organe sind die kompakten, bei denen man wirklich etwas in der Hand hat. In unseren Breiten werden sie gerade in der Hausmannskost gerne auch zubereitet und verspeist. Die Rede ist von Lunge, Herz, Milz, Niere und Leber.

Dagegen sind die Yang-Organe nicht viel mehr als Schläuche mit einem recht großen Hohlraum in der Mitte, mit etwas Schleimhaut und Muskulatur drumherum. Zu den Yang-Organen zählen demnach der Magen, der Dünn- und der Dickdarm sowie die Blase.

Nun ist es so, dass die Yin-Organe darauf ausgerichtet sind, rund um die Uhr zu arbeiten. Unser Herz legt niemals eine Pause ein, genauso wenig wie unsere Nieren oder unsere Leber. Die Yang-Organe jedoch sind bei Weitem nicht so ausdauernd. Läuft alles normal, arbeiten sie kurz und haben dann wieder eine längere Ruhephase. Denken Sie an Ihre Blase.

Ein Darm, der so angefüllt ist, wie es bei wahrscheinlich mehr als 95 Prozent der Mitteleuropäer der Fall ist, kann aber keine Pause machen. Er wird ständig probieren, seinen Inhalt weiterzutransportieren, und er wird ständig weiter Wasser resorbieren.

Vergiftung und Wirbelsäulenprobleme aufgrund von Darmverschlackung

Das wirft leider auch gleich schon wieder das nächste Problem auf, denn wenn die Nahrung wesentlich länger als vorgesehen im Körper verbleibt, verfault sie dort ja auch, und es bilden sich Giftstoffe. Besonders belastend sind hier die Zersetzungsprodukte des tierischen Eiweißes, die man durchaus auch als Leichengifte bezeichnen kann. Wir alle wissen ja, wie gefährlich es sein kann, verfaultes Fleisch oder faule Eier zu essen.

Es ist leider nicht sehr viel gesünder, wenn dieser Verwesungsvorgang in unserem Inneren passiert.

Die Folgen davon werden als sogenannte Darmtoxikose bezeichnet. Die Giftstoffe, die über die Darmschleimhaut resorbiert werden, belasten nicht nur die Leber, sondern den gesamten Organismus, und die Symptome können von häufiger Müdigkeit bis hin zu gravierenden Vergiftungserscheinungen reichen.

Leider sind das immer noch nicht alle Folgen der Darmverschlackung beziehungsweise Verstopfung. Das viel zu hohe Gewicht der Gedärme, die ja an der Wirbelsäule aufgehängt sind, zieht die Wirbelsäule nach vorne, und es ergeben sich Beschwerden im Bereich der Lendenwirbelsäule bis hin zum Bandscheibenvorfall.

Außerdem funktioniert der Lymphabtransport aus dem gesamten Körper nur noch unzureichend, was bedeutet, dass auch das Gewebe immer mehr verschlackt.

Zunächst sind an dieser Stelle vielleicht ein paar erklärende Worte zum Lymphsystem angebracht.

So funktioniert das Lymphsystem

Zur Erinnerung hier noch einmal die bildliche Darstellung der Situation in den unterschiedlichen Geweben. Jede Zelle hat einen eigenen Zellstoffwechsel, bei dem Abfallstoffe anfallen, die durch die Zellwand in das Zwischenzellgewebe ausgeschleust werden.

Zellen

Eingelagerte Schlacken

Zwischenzellgewebe

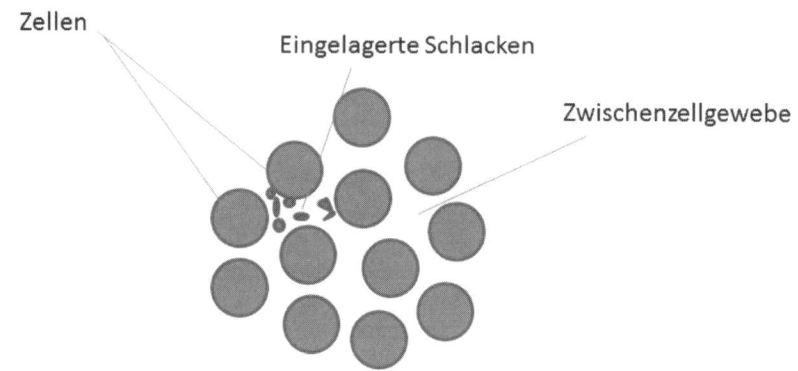

Damit sie sich dort nicht ansammeln können, werden sie von feinsten Lymphkapillaren aufgenommen und abtransportiert. Auch hierzu bedarf es übrigens wieder einer Transportflüssigkeit, sodass der Prozess behindert wird, wenn ein Wassermangel herrscht. Die Lymphkapillaren werden zu größeren Lymphgefäßen und bringen ihren Inhalt, eine milchig-trübe Brühe, zum nächsten Lymphknoten. Dort wird entgiftet und gefiltert, bevor die Reise weitergeht. Oft liegen mehrere Lymphknoten auf dem Weg, sodass eine mehrfache Filterung erfolgt.

Das Ziel ist der sogenannte *Ductus thoracicus* im Brustraum, ein besonders großes Lymphgefäß, das das abtransportierte Material aus dem gesamten Körper sammelt und in die große Hohlvene entleert. Hier kommen Lymphe und Blut also wieder zusammen.

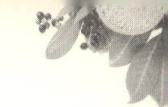

Die Flüssigkeit, die aus dem unteren Teil, also aus den Beinen, angeliefert wurde, hat in einem ebenfalls bereits sehr großen Gefäß zuvor den Bauchraum und die Einmündung der Bahnen aus den Abertausenden Darmlymphknoten gequert. Sind diese überlastet, weil viele Giftstoffe resorbiert wurden, kann es hier zu einem Stau kommen.

Wo die Lymphe sich staut, ist bei Männern und Frauen verschieden. Nachdem wir Damen ein wesentlich dehnbareres Bindegewebe haben, staut sich das Gewebewasser in den klassischen »Reiterhosen«, also im Hüftbereich, und später dann auch noch weiter unten in den Beinen.

Bei Männern entsteht die charakteristische Wölbung oberhalb des Gürtels in Form eines Kugelbauchs. Sollten Sie sich jemals schon gefragt haben, warum diese Art der Umfangsvermehrung vor allem im fortgeschrittenen Stadium steinhart ist, dann kennen Sie jetzt die Antwort. Es handelt sich hierbei keineswegs um eine Fettansammlung, sondern um gestaute Lymphflüssigkeit, die wegen des prallen Darms und all seinen Begleiterscheinungen nicht abfließen kann.

Und so sehr wir Frauen bisweilen über unsere Problemzonen jammern, so ist das dehnbare Bindegewebe hier doch ein deutlicher Vorteil. Die großen harten Kugelbäuche der Männer sind weitaus gefährlicher, weil sie auf wichtige Organe und Gefäße drücken können.

Der Pfortaderkreislauf

Noch weniger bekannt als der Lymphkreislauf ist der Pfortaderkreislauf, der durch eine Verstopfung ebenfalls behindert wird. Die Pfortader ist eine große Vene im Bauchraum, die die Aufgabe hat, das Blut aus dem Magen und den Därmen zu sammeln und auf schnellstem Wege in die Leber zu befördern. Weil in diesem Blut einerseits Nährstoffe gelöst sind, andererseits aber auch ungesunde Substanzen aus den Resorptionsprozessen enthalten sein können, kann es nicht einfach direkt in das normale Kreislaufsystem geleitet werden. Die Leber muss hier zuerst entgiften und umwandeln, und erst danach erfolgt die Überleitung in den großen Blutkreislauf.

Durch die zu großen Mengen an Nahrung, die wenig Nährstoffe, dafür aber umso mehr Substanzen enthält, die entgiftet werden müssen, und die Toxine, die sich durch die lange Verweildauer entwickelt haben, ist die Leber überlastet und kann ihre Arbeit nicht mehr bewältigen. Trotzdem kann das Blut aus den Verdauungsorganen nicht einfach ungefiltert weitergeleitet werden, das hätte einen sofortigen Kollaps zur Folge.

Also kommt es auch hier wieder zu einem Stau, diesmal einem Blutstau. Das Blut staut sich zunächst zurück in die kleinen Darmgefäße, die als deutliche Vorwölbung auf der Oberfläche hervortreten, was man natürlich nicht sieht. Spür- und sichtbar wird das Ganze erst, wenn die ersten kleinen Gefäßknäuel in Form von sogenannten Hämorrhoiden aus dem Hintern heraushängen.

Hämorrhoiden sind gestaute Darmgefäße

Nur nebenbei, aus meiner Sicht ist es überhaupt keine besonders glänzende Idee, sie einfach abzuschneiden und zu veröden. Hier ist eine umfangreiche Darmreinigung angesagt, die die Ursache beseitigt. Zur Durchführung kommen wir selbstverständlich noch später im Buch. Die neueste Operationsmethode besteht jetzt darin, das Gebilde nicht mehr abzuschneiden, sondern weiter innen im Mastdarm aufzuhängen, wo man es wenigstens nicht mehr sieht und es beim Sitzen weniger schmerzt. Hierzu verkneife ich mir jeglichen Kommentar, entscheiden Sie selbst, für wie sinnvoll Sie das halten.

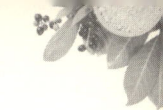

Das gut funktionierende Geschäftssystem der klassischen Medizin baut auf schnelle, aber kurzfristige Erfolge an unwissenden Kunden, die nachfolgende, noch gravierendere Folgen oft nicht in Zusammenhang mit zuvor ergriffenen Maßnahmen bringen können.

Bisweilen beobachtet man aber tatsächlich auch eine recht hartnäckige Resistenz seitens der Patienten, wenn sie sich nach der dritten missglückten Operation einer vierten unterziehen. Vermutlich deshalb, weil ihnen das immer noch einfacher erscheint, als Veränderungen im Lebensstil vorzunehmen oder selbst tätig zu werden, aber auch, weil einfache Methoden zur Selbsthilfe totgeschwiegen werden und man stattdessen lieber zur Angstmache greift. Immer noch ist es so, dass nachhaltige, schonende und teilweise sogar sehr einfache und kostengünstige Methoden der Alternativtherapie erst dann in Anspruch genommen werden, wenn die klassische Medizin mehrfach versagt und teilweise auch schon großen Schaden angerichtet hat. Wäre es da nicht viel besser, zunächst alles andere zu versuchen und sich – wenn überhaupt – die stark invasiven Methoden als Ultima Ratio aufzusparen?

Ich drifte schon wieder ab, zurück zu unserem Blutstau. Neben Hämorrhoiden sind auch Krampfadern und Besenreiser in den Beinen ein eindeutiges Zeichen für eine Verstopfung und ein überlastetes Pfortadersystem, und sie lassen sich durch eine Darmreinigung sehr gut eindämmen.

Langsam wird deutlich, dass wir unserem Körper ziemlich viel zuführen und ihm im Gegenzug viele Möglichkeiten nehmen, durch die er wieder ausscheiden könnte. Dabei scheint die Ausscheidung für ihn von viel größerer Wichtigkeit zu sein als die Aufnahme. In der Regel nehmen wir durch genau eine Körperöffnung, nämlich den Mund, Stoffe in uns auf und geben sie durch ganz viele Öffnungen wieder ab.

Kein Wunder also, dass es zu Problemen kommt und die einzige Lösung darin besteht, das Bindegewebe als Abfalleimer zu missbrauchen.

Die Frage, die mir in Vorträgen oft gestellt wird: »*Warum müssen wir den Körper denn entgiften, Tiere machen das schließlich auch nicht?*«, ist, denke ich, jetzt schon beantwortet. Trotzdem gibt es auch noch andere unterdrückte Ausscheidungsmechanismen, die bisher noch nicht erwähnt wurden.

Die Regelblutung

Können Sie sich noch daran erinnern, dass ich ganz am Anfang des Buchs geschrieben hatte, dass die monatliche Regelblutung der Grund ist, warum Frauen länger leben als Männer und auch viel seltener unter Haarausfall leiden?

Die Menstruation ist eine hocheffektive Entgiftungsmethode, die leider nur in den seltensten Fällen als Vorteil wahrgenommen wird. Stattdessen wird sie oft zur Belastung, vor allem dann, wenn große Blut- und damit auch Säuremengen ausgeschieden werden, der Körper es also besonders notwendig hat, diesen Weg voll zu nutzen.

Während man in der dritten Welt von *Monatstropfen* spricht und großteils ohne eigene Hygieneartikel auskommt, werden bei uns die Tampons und Binden in den Supermarktregalen immer größer und dicker. Auch bekommen Mädchen immer früher ihre Tage, teilweise schon mit neun.

Das ist kein Zufall, denn bereits aus dem Mittelalter ist bekannt, dass reiche Mädchen, die Zugang zu viel Fleisch und Zucker hatten, früher und stärker bluteten als ihre mittellosen Altersgenossinnen, die sich hauptsächlich von Obst und Gemüse ernährten.

Ganz eindeutig stehen die Stärke und die Dauer der Blutung in einem direkten Zusammenhang mit dem Verschlackungszustand der Frau, was auch dadurch bestätigt wird, dass sich beides in der Regel nach einer gründlichen Entgiftung halbiert.

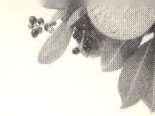

Weil das aber keiner weiß, wird oft unterdrückend mit Hormonen eingegriffen, sodass ausgerechnet bei den Frauen dieser Ausscheidungsweg wegfällt, die ihn besonders dringend brauchen würden. Die Folgen, wie zum Beispiel Migräneattacken, die circa sechs Monate später auftauchen können, werden dann leider auch nicht damit in Zusammenhang gebracht. Als Nächstes werden dann Schmerzmittel gegeben, und die Spirale dreht sich immer weiter zu.

Was herauswill, soll heraus

Mein Theorie ist wirklich einfach: Was herauswill, soll heraus.

Natürlich kann es immer mal vorkommen, dass der Weg, den der Körper gewählt hat, um Stoffwechselanfälle auszuscheiden, einfach nicht auszuhalten ist. Wird zum Beispiel die Blutung zu stark, kann das tatsächlich gefährlich werden, und ein vorübergehendes Eingreifen über Hormone ist dann natürlich sinnvoll. Trotzdem sollte man sich bewusst sein, dass das alles andere als eine Dauerlösung darstellen kann. In der Zwischenzeit würde ich zu einer gründlichen Darmreinigung raten, und danach können die Medikamente in der Regel bedenkenlos wieder sukzessive abgesetzt werden.

Sperrt man dem Körper also eine Tür vorübergehend zu, sollte man ihm fairerweise eine andere öffnen. Vor allem auch deswegen, weil man die Folgen ja ohnehin selbst wieder ausbaden muss, wenn man es nicht tut.

Womöglich können Sie sich jetzt sogar schon selbst erklären, wie es zu den typischen Wechselbeschwerden mit Hitzewallungen und Schweißausbrüchen kommt. Hier hat sich der Organismus selbst einen Ausweg gesucht. Was er nicht mehr über die Gebärmutter ausscheiden kann, schwitzt er eben heraus. Ist es nicht faszinierend, wie flexibel die Natur ist? Eigentlich müsste man sie nur machen lassen.

Doch wir haben den Anspruch, stets perfekt funktionieren zu müssen und dabei am besten auch noch tadellos auszusehen. Da bleibt kein Raum, keine Zeit und erst recht kein Verständnis für wichtige Regulationsvorgänge. Doch keine Frau muss sich tatsächlich dauerhaft mit solchen Beschwerden herumplagen, weil auch sie wieder gut in den Griff zu bekommen sind, wenn über einen gewissen Zeitraum konsequent Entgiftungsmaßnahmen durchgeführt werden.

Menstruationstassen als fantastische Monatshygiene

Es würde mich übrigens sehr freuen, wenn ich mit diesen Zeilen der einen oder anderen Frau eine andere Einstellung zu ihrer Monatsblutung vermitteln könnte. Und in Sachen Monatshygiene hätte ich auch noch einen Tipp: die sogenannten Menstruationstassen. Das sind Silikonbecher, die man anfeuchtet, zusammendrückt und in die Scheide einführt. Dort wird das Ding in die richtige Position gebracht, und wenn man dann den Druck der Finger wegnimmt und die Hand herauszieht, legt sich das Silikon an die Vaginalwand an. Es kann nichts mehr verrutschen.

Der Becher sammelt das Blut dann einfach auf, und er muss wesentlich seltener entfernt werden als zum Beispiel ein Tampon. Etwa zweimal am Tag wird er einfach durch Zusammendrücken wieder gelockert, herausgezogen, entleert, ausgewaschen und wieder eingesetzt.

So fällt eine enorme Umweltbelastung weg, weil man ein einziges von diesen tollen Dingern viele Jahre lang verwenden kann und überhaupt kein Müll mehr anfällt. (Man stelle sich nur vor, wie viel Müll das ist, wenn alleine nur die Frauen im deutschen Sprachraum alle einen verwenden würden.)

Aber nicht nur das, man spart sich auch eine Menge Geld. Am allerwichtigsten ist aber: Die Lebensqualität während der Blutung steigt

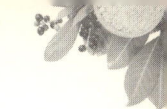

eklatant. Wenn man nur alle zwölf Stunden wechseln muss, sind nicht einmal mehr Langstreckenflüge ein Problem. Es versteht sich von selbst, dass sich das Silikon auch nicht vollsaugen kann, sodass es weder zum Ansaugen von Urin kommt noch von Wasser, wenn man zum Beispiel zum Schwimmen geht.

Einzig ganz jungen Mädchen würde ich nicht uneingeschränkt dazu raten, weil man seinen Körper vielleicht doch ein wenig kennen muss, um die Menstruationstasse richtig einzusetzen. Die erfahrenere Frau wird bei den ersten zwei drei Malen vielleicht ein wenig herumprobieren müssen, aber das lohnt sich allemal. Ich kann mir ein Leben ohne gar nicht mehr vorstellen, genauso wie unzählige meiner Kundinnen.

Im Handel sind mittlerweile schon mehrere Produkte erhältlich, auch in den verschiedensten Farben. Ich persönlich habe die besten Erfahrungen mit dem sogenannten *Diva Cup* gesammelt.

Infektionskrankheiten

Sie wissen bereits, dass sich der Körper mit ganz vielen Symptomen reinigen möchte. Ganz besonders trifft das auf die Symptome von Infektionskrankheiten zu. Wann immer Fieber im Spiel ist, wird vermehrt ausgeschieden, ganz zu schweigen von dem, was bei Erkältungskrankheiten oder einer ausgewachsenen Darmgrippe herauskommt.

So komisch es klingt, aber regelmäßige Infektionen halten den Körper gesund. Man kann zum Beispiel oft beobachten, dass gerade Menschen mit einem besonders ungesunden Lebenswandel seltener erkältet sind als solche, die auf ihre Gesundheit achten.

Ich erinnere mich durchaus an den einen oder anderen Mann, dem Alkohol und anderen Genüssen nicht abgeneigt, mit hochroter bis violetter Gesichtsfarbe und dem bereits ausführlich erläuterten Kugelbauch, der mir glaubhaft versicherte: »*Ich bin nie krank, meine Frau isst nur Hasenfutter und ist viermal im Jahr verkühlt.*«

Natürlich komme ich mit solchen Menschen nicht in meiner Praxis in Kontakt, denn es gäbe ja keinen Grund, warum so jemand Hilfe suchen müsste, ist schließlich alles wunderbar. Es kommt aber das eine oder andere Mal vor, dass so ein Prachtexemplar von Mann von seiner Hasenfutter verzehrenden Ehefrau in guter Hoffnung zu einem meiner Vorträge geschleift wird. Meist leider vergebens, weil er anstatt zuzuhören lieber dagegen argumentiert. (Übrigens bin ich sicher, dass es auch weibliche Vertreter dieser Spezies gibt, die werden jedoch in der Regel nicht von ihren Männern auf derartige Veranstaltungen gezerrt.)

Wenn die Regulationsmechanismen versagen

Wie kommt es nun aber dazu, dass sich so jemand scheinbar bester Gesundheit erfreut?

Die Erklärung liegt darin, dass ein unter Dauerstress stehender Körper nicht mehr über funktionierende Regulationsmechanismen verfügt.

In meinem letzten Buch *Körperwissen einmal anders* bin ich ausführlich darauf eingegangen, dass bei einer Krankheit nichts schiefläuft, wie man gerne glaubt, sondern dass das störende Symptom die Reparatur eines in der Vergangenheit entstandenen Schadens ist. Evolutionsbiologisch ist der Organismus darauf programmiert, unter Stress bestmögliche Leistung zu erbringen und ja keine Schwäche zu zeigen. Denn tatsächlich könnte es mich ja das Leben kosten, wenn zum Beispiel mein Durchfall schon dann ausbricht, wenn ich vor einem Verfolger fliehen muss.

Die Natur konnte allerdings nicht davon ausgehen, dass es so weit kommen würde, dass bei vielen Menschen in der heutigen Zeit eine Stressphase sehr lange andauern kann.

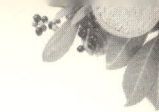

Die Reparatur kann erst erfolgen, wenn Ruhe im System einkehrt, andernfalls ist weder Zeit noch Kapazität dafür vorhanden. Das ist zum Beispiel der Grund, warum gestresste Manager gerne im Urlaub krank werden und Raucher, die aufhören, oft ständig erkältet sind.

Lässt der Stress über Jahre nicht nach, kann auch nicht reguliert werden, und irgendwann ist der aufgelaufene Schaden zu groß, um wiedergutgemacht zu werden.

So eine Dauerbelastung muss natürlich nicht zwangsläufig durch den Beruf verursacht sein, auch ein ungesunder Lebenswandel kann der Auslöser sein.

Ich erinnere mich an einen Fall, bei dem es eine Kombination aus beidem war. Eine Klientin berichtete mir folgende Geschichte von ihrem Ehemann:

Viele Jahre lang hatte er etwa 16 Stunden am Tag gearbeitet. Er war im Management tätig und hatte die Verantwortung für viele Mitarbeiter und enorme Geldbeträge. Zudem war er ein echter Genießer. Zum Abendessen trank er schon einmal zwei Flaschen Rotwein ganz alleine und ohne, dass man ihm davon etwas angemerkt hätte. Am Wochenende mit Freunden waren es dann meist noch etliche mehr. Sie beobachtete das besorgt, doch er ließ sich nicht reinreden. Durch Umstrukturierungen in seiner Firma beschloss er schließlich, sich selbstständig zu machen, und kündigte.

In den Wochen danach holte er den Schlaf vieler Jahre nach, ging spazieren und plante in aller Ruhe seine Zukunft. An einem Wochenende folgte das Paar dann gemeinsam einer Einladung von Freunden. Der Wein floss in Strömen, und das Essen war deftig. In der darauffolgenden Nacht machten beide eine völlig neue Erfahrung: Der Mann meiner Kundin begann, sich ausgiebig zu übergeben. Für viele Menschen nichts Außergewöhnliches nach einem solchen Abend, doch sehr wohl für diesen Mann. Das hatte er noch nie erlebt, und auch seine Frau konnte es sich zunächst nicht erklären. Als sie eine Woche später ihren nächsten Termin bei mir hatte, erzählte sie mir aufgeregt von dem Erlebnis und war ziemlich in Sorge, doch ich konnte sie beruhigen.

Genau das, was lange als normal wahrgenommen worden war, war eigentlich die krankhafte Reaktion. Nämlich dass der Körper sich nicht mehr gegen schädliche Substanzen in größeren Mengen zur Wehr gesetzt hatte. Erst durch das Absinken des Stresspegels und die längere Erholungsphase hatten offensichtlich Regenerationsvorgänge eingesetzt, die den Organismus dazu befähigten, deutlich zum Ausdruck zu bringen, was ihm guttat und was nicht.

Oft erscheinen Körperreaktionen auf den ersten Blick widersinnig

Es kommt relativ oft vor, dass ein überfordertes System scheinbar widersinnig reagiert. Menschen, bei denen es schon rein äußerlich sichtbar ist, dass der Darm vollkommen überladen sein muss, können oft bedenkenlos alles in sich hineinstopfen, ohne darauf zu reagieren. Wenn es Reaktionen gibt, dann eher, wenn etwas Gesundes gegessen wird, zum Beispiel rohes Obst oder Gemüse. Dagegen rebelliert das Verdauungssystem genau von denjenigen manchmal deutlich, die gewohnheitsmäßig sehr auf sich achten und nur ganz selten über die Stränge schlagen.

Das erscheint paradox, ist es aber nicht. Und es ist alles andere als ein Zeichen von guter Gesundheit, wenn der Körper komplett aufgehört hat, sich zu wehren, weil er einfach nicht mehr kann.

Daran sieht man, dass wir so manches, was in uns passiert, völlig missverstehen. Genauso ist ein Schnupfen oder eine leichte Grippe ein- bis zweimal im Jahr nicht unbedingt als Zeichen von Schwäche zu werten, sondern eine absolut gesunde Reinigung.

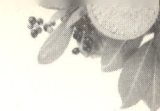

Vielleicht können Sie ja mit diesem Wissen gelassener mit Ihrer nächsten Erkältung umgehen und verzichten bewusst darauf, sie medikamentös zu unterdrücken. Wie gesagt, was herauswill, soll heraus, und es ist langfristig sicher nicht die beste Idee, das einfach zu unterbinden, denn: Das, was nicht ausgeschieden werden kann, bleibt drin. Eigentlich logisch, aber aus Erfahrung weiß ich, dass die wenigsten Menschen darüber nachdenken, ob es eigentlich gut ist, wenn Stoffwechselabfälle im Gewebe bleiben müssen, weil man ihnen absichtlich den Weg nach draußen versperrt.

Gerade wenn es eitrig wird, greift man beherzt zum Antibiotikum. Doch Eiter ist ein Gemisch aus abgestorbenen Zellen und abgestorbenen Erregern, und der Körper denkt sich etwas dabei, dass er diese Masse abstoßen möchte.

Man weiß übrigens, dass ein hoher Prozentsatz der Kinder, die bereits in den ersten beiden Lebensjahren antibiotisch versorgt wurden, zu Allergikern werden. Über die Allergie holt der Körper die unterbundene Reinigung dann ganz ausgiebig nach, solange nicht auch das verhindert wird.

Außerdem ist bekannt, dass eigentlich immer dann, wenn es bei Krebs zu einer spontanen Remission (Tumorrückgang) kommt, der Heilung in der Regel eine schwere Infektionskrankheit vorausgegangen ist.

Wie ich in meinem Buch *Körperwissen einmal anders* ausführlich erläutert habe, ist auch die Krebserkrankung aus alternativer Sicht ein Anzeichen dafür, dass eine hochgradige Verschlackung des Bindegewebes vorliegt. Eine Infektion bewirkt genau das, was die allerwichtigste Therapiemaßnahme sein sollte, sie entgiftet den Körper gründlich.

Und nein, ich rate nicht dazu, schwere Infektionen und eitrige Prozesse einfach in aller Ruhe auszusitzen und untätig zuzusehen. Ich halte es nur für einen wesentlich besseren Weg, zum Beispiel mit Einläufen die Ausscheidungsprozesse zu unterstützen. Dann ist der Spuk in der Regel nämlich sehr schnell vorbei. Mit basischen Wickeln und Spülungen kann man auch direkt am Ort des Geschehens eingreifen, und man wird umgehende Linderung erfahren.

Über die praktische Anwendung dieser Maßnahmen werden Sie in diesem Buch noch alles erfahren, was Sie wissen müssen, um sich selbst effektiv helfen zu können.

Jedenfalls ist der großzügige Umgang mit Medikamenten ein weiterer Grund, warum der Organismus oft nicht mehr in der Lage ist, sich selbst zu helfen. Es werden damit nicht nur wichtige Ausscheidungsprozesse unterdrückt, sondern dem ohnehin schon überlasteten System auch noch zusätzliche Gifte zugemutet.

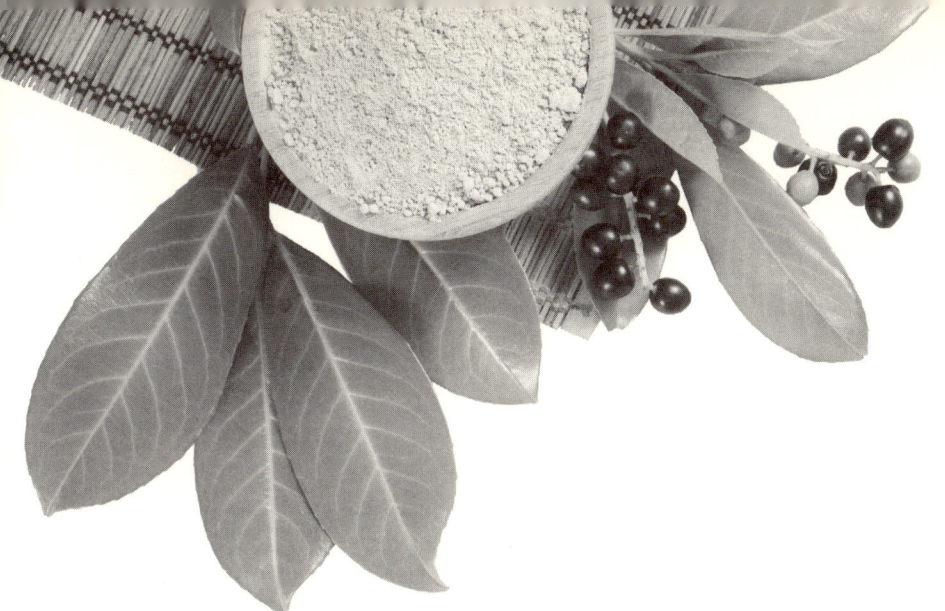

Den Körper von innen reinigen

Durch Medikamentenmissbrauch und industrielle Tiernahrung müssen mittlerweile sogar schon Haustiere entgiften, doch ich denke, es ist klar geworden, warum Menschen es noch dringender müssen als ihre Samtpfoten.

Wenn ich ganz ehrlich bin, habe ich selbst lange geglaubt, wenn überhaupt, müssten das nur übergewichtige Leute tun. Ich fühlte mich überhaupt nicht angesprochen, wenn ich davon hörte. Durch meine Eitelkeit war ich diesbezüglich wenig motiviert, weil ich immer sehr schlank war. Dazu kam noch, dass ich aufgrund meiner Darmentzündung ja ohnehin ständig Durchfall hatte und ich nie geahnt hätte, dass mein Darm verschlackt sein könnte.

In Wahrheit können Durchfälle genauso ein wichtiger Hinweis sein, dass man hier aktiv werden sollte, wie Verstopfung. Auch wenn die »Hauptverkehrswege« noch frei sind, kann die Schleimhaut trotzdem bis in die Tiefe der Falten mit ekligem altem Schleim verklebt und unterhalb entzündet sein. Der Durchfall ist dann ein verzweifelter Versuch der Reinigung.

Bei der Figur ist es ganz ähnlich, man kann nicht immer vom äußeren Erscheinungsbild auf den Zustand des Gewebes schließen. Ich habe oft erlebt, dass gerade sehr schlanke Menschen besonders von einer inneren Reinigung profitieren. Manchmal gewinnen sie sogar an Körpergewicht dabei, schauen wesentlich besser aus und fühlen sich entsprechend.

Man muss beim Entgiften also nicht unbedingt abnehmen. Es findet eine Regulation statt, sowohl Über- als auch Untergewicht werden ausgeglichen, weil die Nährstoffe bis in die Zellen gelangen und man wesentlich kleinere Nahrungsmengen benötigt, damit der Körper sich bei seinem Idealgewicht einpendeln kann.

Wenn etwas voll ist, kann man nichts hineingeben

In diesem Teil des Buchs wollen wir uns damit beschäftigen, wie das Entschlacken ganz praktisch aussehen kann. Wie bereits erwähnt, gibt es die unterschiedlichsten Methoden. Ich empfehle ausschließlich diejenigen, die ohne hohen Kostenaufwand und in der Regel ganz ohne Nebenwirkungen von jedem zu Hause durchgeführt werden können und den Bedürfnissen des Körpers am ehesten entsprechen.

Viele Kuren basieren auf der Einnahme von Substanzen. Das erscheint mir widersinnig, weil der Organismus sich ja reinigen möchte. Einer meiner Lieblingsgrundsätze beim Heilen ist: »*Wenn etwas voll ist, kann ich nichts hineingeben.*« Viel besser gefällt es mir, erst einmal etwas

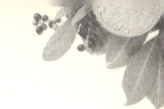

herauszutun. Nachdem dem System jahrelang viel zu viel zugeführt wurde, sollte im Sinne des Gleichgewichts jetzt einmal bei der Ausscheidung angesetzt werden.

Ich möchte Sie hier noch einmal in aller Kürze an die ganz einfachen Maßnahmen erinnern, die Sie bereits kennengelernt haben:

- Das Wassertrinken. Keine Ihrer Bemühungen wird in vollem Umfang greifen, wenn dieses wichtige Grundbedürfnis Ihres Körpers nicht erfüllt ist.
- Regelmäßige, dem Trainingszustand entsprechende Bewegung an frischer Luft.
- Vertiefte Atmung.
- Richtige Hautpflege.
- Verzicht auf medikamentöse Unterdrückung wichtiger Regulationsreaktionen des Körpers.

Und im Folgenden werde ich Ihnen zwei weitere Methoden vorstellen, auf die ich absolut schwöre und die ich seit mittlerweile einem Jahrzehnt allen ans Herz lege, die mit körperlichen und seelischen Beschwerden zu mir kommen. Auch wenn es komisch klingt, eigentlich gibt es nichts, was dadurch nicht zumindest gelindert werden kann, vom Liebeskummer bis zur Krebserkrankung. Heilung passiert durch Loslassen, und Entgiften ist Loslassen.

Basische Anwendungen

Die im Gewebe eingelagerten Schlackenstoffe haben einen sauren pH-Wert, und auch überall dort, wo Schmerzen und Schwellungen sind, ist es sauer. Hier kann man über den osmotischen Zug eingreifen, die chemische Kraft, die die Teilchen dorthin zieht, wo es weniger von ihnen gibt. Das Geheimnis ist so simpel wie wirkungsvoll: Umgibt man den Körper mit einer Base, werden Säuren herausgezogen.

Ich spreche hier also von äußerlichen Anwendungen. Von der derzeit modernen Einnahme von Basenpulvern und -kapseln rate ich eher ab. Den wichtigsten Grund hierfür kennen Sie schon, ich halte es einfach für sinnvoller, etwas hinaus- als hineinzugeben.

Dazu kommt aber noch, dass die Mittel ja zuerst im Magen landen, wo ein besonders saurer pH-Wert (zwischen 1 und 3) herrschen muss, damit eine ordentliche Verdauung stattfinden kann. Werden Basen eingenommen, neutralisieren sie die Magensäuren, und es kann zu erheblichen Problemen beim Nahrungsaufschluss kommen. Eigentlich hätte man den Körper unterstützen wollen, doch das Gegenteil ist der Fall.

Meist merkt man es auch sofort, weil Übelkeit nach der Nahrungsaufnahme oder starke Blähungen auftreten. Doch weil man ihnen gesagt hat, sie müssten etwas für ihre Gesundheit tun, machen viele trotzdem weiter. Ich werde bei Vorträgen und in den Sitzungen oft gefragt, wie es denn sein könne, dass das empfohlene Basenpulver so schlecht vertragen wird, wenn die Übersäuerung doch angeblich so groß sei.

Hier wird bisweilen völlig falsch beraten, sei es aus Halbwissen heraus, aus Geschäftstüchtigkeit oder um eine möglichst einfache Herangehensweise anbieten zu können.

Etwas einzunehmen wird oft bevorzugt, ist aber widersinnig

Auch ich bekomme häufig die Rückmeldung »*Kann ich da nicht auch etwas einnehmen?*«, wenn ich meine Empfehlungen ausspreche, doch wenn ich wirklich helfen will, muss ich leider verneinen. Ich halte es für sehr wichtig, dass diejenigen, die das Bewusstsein haben, ihrem Körper auf nachhaltigem Wege etwas Gutes tun zu wollen, dann auch positive Erfahrungen damit machen. Alles andere frustriert nicht nur, es führt auch dazu, dass doch wieder zu Tabletten gegriffen wird und alternative Herangehensweisen zu Unrecht verteufelt werden.

Unter den basischen Anwendungen ist das basische Vollbad wohl am effektivsten. Hierzu benötigt man ein qualitativ hochwertiges basisches Badesalz, ein Gemisch aus schonend abgebautem Natursalz und Edelsteinpulver. Ich arbeite seit vielen Jahren mit den Produkten der oberösterreichischen Firma E&M, in Deutschland empfehle ich die Marke *Jentschura,* die problemlos über das Internet bestellt werden kann. Meersalzbäder sind deutlich weniger basisch, entgiften also bei Weitem nicht so effektiv.

In eine volle Badewanne gibt man je nach Wasserqualität drei bis vier Esslöffel des Badesalzes, in eine Eckbadewanne etwa fünf Esslöffel, um sich anschließend hineinzubegeben. Es dauert einige Minuten, bis der osmotische Zug richtig zur Wirkung kommt, da die Stoffe erst aus dem Gewebe mobilisiert werden müssen. Erst nach etwa 20 Minuten beginnt man, effektiv auszuscheiden, weswegen man sich für das Bad etwa eine Dreiviertelstunde Zeit nehmen sollte. Eine Mindestdauer von 35 Minuten sollte keinesfalls unterschritten werden, nach oben hin gibt es allerdings keine Begrenzungen. Je länger man badet, umso mehr scheidet man aus und umso tiefere Gewebeschichten werden entsäuert. Zunächst wird nur das Unterhautfettgewebe von Schlacken befreit, mit einem mehrstündigen Bad kann man sogar die Organe entgiften. Das Schlimmste, was überhaupt passieren könnte, wäre, dass keine überschüssigen Säuren mehr im Gewebe sind und keine Ausscheidung mehr stattfindet. Ich denke aber nicht, dass es beim normalen Westeuropäer jemals so weit kommen kann. Bürstenmassagen steigern zusätzlich die Effektivität, da durch die vermehrte Durchblutung die Mobilisierung beschleunigt wird.

Achten Sie auf die Badetemperatur

Das Einzige, was man beim Basenbaden falsch machen kann, ist, wenn man es zu heiß macht. Erstens ist ein so langes heißes Bad sehr belastend für den Kreislauf, und zweitens ist Wärme Energie. Wenn die Wassertemperatur deutlich höher ist als die Körpertemperatur, müssen die Teilchen energetisch aufwärtstransportiert werden, was nur sehr eingeschränkt funktioniert. Deswegen sollte das Wasser nicht wärmer als 38 Grad sein. Wenn Sie also länger in der Wanne liegen, werden Sie immer mal wieder warmes Wasser nachlaufen lassen müssen, um nicht zu frieren. Gegebenenfalls sollten Sie dann auch Badesalz nachdosieren.

Wer sehr leicht friert, kann sich damit trösten, dass das mit jedem Bad ein Stück weit nachlassen wird. Ein hohes Wärmebedürfnis ist ein deutliches Zeichen für ein niedriges Energielevel, das wiederum von einer starken Gewebeverschlackung herrührt. Gerade für diejenigen, denen es am schwersten fällt, ist es also besonders wichtig, sich an die Vorgaben zu halten.

Nützen Sie unbedingt auch die Sommermonate, denn ein kühles Bad bei 35 oder 36 Grad erfrischt nicht nur, man entschlackt dabei besonders gut, weil die Teilchen energetisch abwärtsrutschen können. Wenn es heiß ist, besteht eine meiner liebsten Vergnügungen darin, mir ein Kinderplanschbecken aufzublasen und mein kühles Basenbad bei einem guten Buch im Garten zu nehmen.

Immer wieder jammern meine Klienten anfangs über die lange Badedauer. »So lange habe ich keine Zeit« oder »da werde ich ganz unruhig«, höre ich oft, allerdings meist von denen, die es noch gar nicht versucht haben. In Wahrheit wirkt es sehr beruhigend, und spätestens nach dem dritten Mal will man es gar nicht mehr missen. Natürlich kann man die Zeit auch nützen, indem man ein Buch mitnimmt oder sich eine CD anhört. Auch hier gilt wieder, die, die den stärksten Widerstand in sich haben, brau-

chen es am nötigsten. Wer etwas erreichen will, egal in welchem Lebensbereich, wird sich immer über innere Hindernisse hinwegsetzen müssen.

Zwischendurch oder für diejenigen, die keine Wanne haben, empfehlen sich basische Fußbäder. Zwar ist die zur Verfügung stehende Fläche dann wesentlich kleiner, dafür kann über die Sohlen besonders gut ausgeschieden werden.

Man gibt etwa einen Esslöffel des Salzes in ein Bassin, das man sich auch unter den Schreibtisch oder vor die Couch stellen kann. So kann man nebenbei sogar fernsehen oder arbeiten und tut trotzdem etwas für die Gesundheit. Hier muss man nicht so penibel auf die Temperatur achten, weil das Wasser wesentlich schneller auskühlt als in der Wanne. Um einen Effekt zu erzielen, sollte das Fußbad mindestens 20 Minuten dauern.

Eine weitere Variante sind Sitzbäder, die vor allem bei Blasen- oder Scheidenentzündungen gute Dienste leisten.

Je öfter die Durchführung, umso größer der Effekt

Die häufigste Frage, die mir zu den Basenbädern gestellt wird, ist natürlich: »*Wie oft muss man denn das machen?*«

Je öfter man es macht, umso schneller erreicht man die gewünschte Wirkung. Wer keinerlei Beschwerden hat, für den wird ein basisches Vollbad in der Woche sicher ausreichend sein. Wer ernsthaft erkrankt ist, sollte täglich baden. Je schneller Sie Ihre Beschwerden loswerden wollen, umso mehr sollten Sie tun. Zwei Vollbäder und zwei Fußbäder in der Woche sind für die meisten Menschen sehr gut durchführbar und bewirken viel.

Grundsätzlich kann man es weder über- noch untertreiben. Es ist nicht wie bei Tabletten, die keine Wirkung haben, wenn sie nicht regelmäßig genommen werden. Bei jedem Bad können Sie Schlackenstoffe ausscheiden und helfen Ihrem Körper damit. Das heißt, wenn Sie es nur einmal im Monat machen, ist es besser, als wenn Sie es nie tun. Von dem oft gehörten Satz »*Ich mache es richtig oder gar nicht*« halte ich wenig. Ein bisschen etwas ist besser als nichts, und wie gesagt, wenn Sie erst einmal angefangen haben, ist es sehr wahrscheinlich, dass Sie nie wieder aufhören wollen.

Finden Sie einen Weg, der für Sie passt. Es macht wenig Sinn, sich mehr abzuverlangen, als man schaffen kann. Denken Sie daran, dass Stress auch wieder Säuren produziert, deswegen sollte das Gesamtpaket für Sie stimmen.

Soforthilfe für viele Beschwerden

Hilfreich ist diese Art des Entsäuerns, wie gesagt, eigentlich immer. Es beruhigt die Nerven, lindert Schmerzen und verbessert die Gewebeversorgung.

Besonders empfehlenswert ist es auch dann, wenn sich eine Grippe ankündigt, der Körper sich also sowieso reinigen will, wenn man aufgrund von ungewohnter Belastung mit einem Muskelkater rechnet oder wenn man es mit dem Feiern übertrieben hat. Auch der (Muskel-)Kater ist nichts anderes als eine Übersäuerung, die so umgehend beseitigt werden kann.

Überall dort, wo die Haut nicht intakt ist, wie zum Beispiel bei Wunden, Ausschlägen oder Hautkrankheiten, wird durch das Salz die Heilung beschleunigt. Gerade bei Neurodermitis oder Schuppenflechte kann es hervorragende Dienste leisten. Beim ersten Kontakt kann es allerdings stark brennen. Besonders bei Kindern sollte man also sehr vorsichtig dosieren und auch vorwarnen. Als Erwachsener können Sie selbst entscheiden, was Sie sich zumuten wollen.

Neben den Bädern gibt es noch unzählige andere Möglichkeiten der basischen Anwendungen:

Basische Wickel kann man sich überall dort machen, wo etwas wehtut. Hierzu löst man etwas Salz in Wasser auf, tunkt ein Tuch hinein, windet es aus und wickelt es um die schmerzende Stelle. Das kann ein Gelenk sein, der Hals bei einer Erkältung oder die Backe bei Zahnschmerzen. Dort, wo man nicht umwickeln kann, legt man den Wickel eben einfach auf. Die Temperatur wählt man ganz nach Gefühl. Nur in den ersten drei Tagen einer akuten Entzündung sollte man mit Wärme vorsichtig sein und eher kühlen. In der Regel sagt einem aber ohnehin das Gefühl, was man braucht. An der Luft kühlt der Wickel schnell aus, wenn man also ein Wärmebedürfnis hat, einfach den Wickel mit einem Handtuch und einer Decke abdecken, eventuell kann man auch noch eine Wärmflasche dazu nehmen.

In der Regel spürt man schon nach einigen Minuten eine Linderung. Schmerzen gehen zurück, und das Gewebe schwillt ab.

Leberwickel und andere Wohltaten

Ein ganz besonderer Wickel ist der Leberwickel, der die Leber zu verstärktem Entgiften anregen soll. Man löst Salz in warmem Wasser auf und tunkt einen Waschlappen hinein, den man sich dann auf die Leber legt. Sie befindet sich im rechten Oberbauch und wird vom Rippenbogen geschützt. Legen Sie den Lappen also unterhalb der Brust bzw. des Brustmuskels auf den rechten Rippenbogen, decken Sie ihn mit einem Handtuch ab und legen Sie sich mit einer Wärmflasche hin. Die Wärmflasche kommt auf das Handtuch, dann geben Sie noch eine Decke darüber und ruhen eine halbe Stunde. Stehen Sie danach wieder auf und beschränken Sie sich wirklich auf die empfohlene halbe Stunde. Andernfalls könnte mehr mobilisiert werden, als vom Wickel aufgenommen werden kann. Sollten Sie bereits vorher ein Unwohlsein verspüren, brechen Sie ab. Sie wissen dann, dass Ihre Leber die Einladung zur Entgiftung freudig angenommen hat und dass da viele Stoffe sind, die ausgeschieden werden wollen. Damit das Ganze aber eine angenehme Erfahrung für Sie wird, sollten Sie genau beobachten und die Zeitspannen, in denen Sie den Wickel auflegen, ganz langsam steigern. Zusätzlich können Sie natürlich mit Vollbädern unterstützen oder auch mit einer Darm- und Leberreinigung, wovon Sie später auch noch hören werden.

Bei fieberhaften Infekten empfehlen sich basische Strümpfe oder auch ein basisches Hemd. Wie bei den Wickeln einfach das Kleidungsstück eintauchen, auswringen, anziehen und mehrere Schichten trockener, warmer Kleidung darüber, dann gut zudecken und ins Bett.

Probleme mit den Atemwegen bekommt man schnell in den Griff, wenn man mit Basensalz inhaliert. Ganz klassisch einen Topf mit Wasser erhitzen, etwa einen Esslöffel vom Badesalz einrühren und dann den Kopf darüber halten und den heißen Salz-Dampf einatmen. Ein umgehängtes Tuch, das beidseits vom Kopf bis zum Topfrand reicht, verhindert, dass das Vergnügen allzu kurz ist.

Basische Mundhygiene

Selbstverständlich können Säuren nicht nur über die Haut, sondern auch über die Schleimhaut herausgezogen werden. Bei Halsschmerzen gurgle ich mit Salzwasser, und ich spüle regelmäßig nach dem Zähneputzen den Mund damit aus. Das beugt Zahnfleischentzündungen und Zahnstein vor. Zum Abschluss der Mundhygiene habe ich dann eine Fünfmilliliterspritze, in die ziehe ich das Salzwasser auf und spritze es mit Druck durch die Zahnzwischenräume.

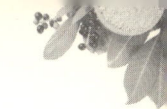

Das Badesalz in eine richtige Munddusche einzufüllen empfiehlt sich nicht, weil diese dann besonders schnell verkalken würde. Mit der Spritze haben Sie genau den gleichen Effekt.

Wenn bereits eine Entzündung im Mund vorhanden ist, sollten Sie mehrmals täglich spülen und die Stelle auch direkt betupfen.

Vor etlichen Jahren hatte ich eine stark gerötete Schwellung unterhalb meiner unteren Schneidezähne. Ich hatte Basensalz zu Hause, war bis zum damaligen Zeitpunkt aber noch nicht auf die Idee gekommen, etwas anderes damit zu tun, als zu baden. Nachdem die Schmerzen immer schlimmer wurden, überlegte ich hin und her, wie ich mir helfen könnte. Da fiel mir das Basensalz ein und dass ich meinen Klienten ja immer sagte, sie sollten sich bei Schmerzen einen basischen Wickel machen. Also nahm ich ein kleines Stück von einem Papiertaschentuch, tränkte es in Salzwasser und klemmte es zwischen Zähne und Unterlippe. Lange hielt ich es nicht aus, weil ich ständig die salzige Brühe ausspucken musste, aber schon nach circa drei Minuten, als ich das Tuch entfernte, fiel mir auf, dass es bestialisch stank. Bis zum Abend desselben Tages waren die Schwellung und die Schmerzen restlos verschwunden und kamen auch nicht wieder. Das kleine Tüchlein hatte mir in nur drei Minuten das ganze Übel herausgezogen. Von da an integrierte ich das Salz in meine Mundhygiene.

Das Basensalz ist auch für Kinder geeignet

Übrigens sind all diese Anwendungen auch für Kinder jeden Alters geeignet. Ich rate nur davon ab, dass Erwachsene gemeinsam mit ihren Kindern ein Basenbad nehmen, weil mir die Vorstellung nicht gefällt, dass die armen Kleinen dann in den Schlacken der Großen schwimmen müssen.

Gerade die Bäder würde ich wirklich jedem empfehlen. Für den Körper ist es so wichtig, Schlackenstoffe ausscheiden zu können, und hier bietet sich eine absolut unkomplizierte, preisgünstige und angenehme Möglichkeit, bei der man nichts falsch machen kann.

Menschen, die über viele Jahre größere Mengen an Medikamenten eingenommen haben, rate ich zur Vorsicht. Durch das Salz werden auch die Abbauprodukte der Pharmazeutika durch die Haut gezogen, und das kann je nach Medikament zu starkem Juckreiz oder anderen Irritationen führen. Natürlich wäre es aber gerade in so einem Fall wieder besonders wichtig, die Ausscheidung anzukurbeln. Man beginnt einfach mit Fußbädern und badet dann ganz langsam immer mehr Körperteile. Erst dann, wenn es keine Unverträglichkeiten gibt, geht man einen Schritt weiter. Selbstverständlich kann man auch die Salzdosierung so variieren, dass es keine Probleme gibt, und dann ganz langsam steigern.

Einläufe

Kommen wir nun zu einem besonders interessanten Thema, den Einläufen. Es ist ziemlich interessant, wie unterschiedlich meine Kunden es aufnehmen, wenn ich ihnen den Vorschlag mache, das einmal zu probieren. Geschätzte 80 Prozent reagieren spontan mit starker Ablehnung, viele von ihnen freunden sich im Lauf der Zeit dann aber doch mit dem Gedanken an. Diejenigen, die es ausprobieren, sind wirklich ausnahmslos begeistert, manche bedauern es sogar, es nicht schon früher versucht zu haben. Das ist schwer zu glauben, ich weiß, wenn Sie es genau wissen wollen, machen Sie einfach den Praxistest. Dass ich selbst auch ganz lange einen erheblichen Widerstand gegen diese Maßnahme hatte, habe ich ja bereits erwähnt. Ich kann also jeden gut verstehen, dem sich zunächst einmal die Nackenhaare aufstellen. Nach all den Jahren kann ich jedoch ganz klar sagen: Je größer der Widerstand ist, umso notwendiger wäre die Durchführung einer Darmreinigung.

Bei mir war sie dringend notwendig, und meine Überwindung wurde durch ein hochgradig verbessertes Allgemeinbefinden belohnt.

Ein wirkungsvolles Instrument zur sofortigen Selbsthilfe

Doch nicht nur das, was mich am allermeisten befreite, war die Tatsache, endlich ein Instrument in der Hand zu haben, mit dem ich mir helfen konnte, wenn es mir schlecht ging. In der Zeit meiner schlimmen Herz- und Darmbeschwerden musste ich oft den Notarzt holen und Prozeduren über mich ergehen lassen, vor denen ich mich fast noch mehr fürchtete als vor meinen Symptomen. Und auch wenn es vollkommen unsinnig ist, man schämt sich. Ich schämte mich vor den Ärzten, die in der Nacht wegen mir ausrücken mussten, und ich schämte mich vor den Nachbarn, am meisten vor denen, die nicht einfach nachfragten, was losgewesen war, sondern vor denen, die wild spekulierten. Sogar meinem Mann gegenüber hatte ich jedes Mal ein ungutes Gefühl, weil ich ja wusste, wie sehr es ihn belastete.

Als ich merkte, dass ich mir mit einem Einlauf umgehend selbst Linderung verschaffen konnte, ohne irgendjemanden zu belasten und ohne selbst Nebenwirkungen von diversen Spritzen und Infusionen in Kauf nehmen zu müssen, war ich unendlich dankbar. Mit einem Schlag verlor ich einen großen Teil meiner Angst und gewann sehr viel Selbstbewusstsein zurück. Ich war auf einmal nicht mehr hilflos, sondern ich konnte etwas tun.

Als ich den beeindruckenden und inspirierenden Entgiftungsvortrag gehört hatte, der im Rahmen meiner ersten alternativen Ausbildung angeboten wurde, und mir selbst die erste Ausrüstung kaufte, hätte ich niemals zu träumen gewagt, dass ich einmal selbst solche Vorträge halten würde. Ich hatte ziemlichen Bammel vor der Durchführung und vereinbarte mit einer der Kolleginnen einen Termin, an dem wir zeitgleich das *Erste Mal* erleben wollten. So nagelten wir uns gegenseitig fest und hielten uns auch tatsächlich an unsere Abmachung. Exakt zur gleichen Zeit, allerdings jede bei sich zu Hause, legten wir los und hielten uns per SMS auf dem Laufenden.

Hilfe bei unzähligen Beschwerden

In der Zwischenzeit konnte ich allein durch die Weiterempfehlung dieser simplen Maßnahme unzähligen Menschen helfen. Immer noch berührt es mich, wie vielseitig die Wirkungen sein können, sehr oft sind sie lebensverändernd, wie bei mir damals.

In meinem letzten Buch *Körperwissen einmal anders* habe ich bereits von dem Mann berichtet, der wegen einer schlimmen chronischen Dickdarmentzündung seit mehreren Jahren nur noch Blut ausschied, seinen Job wegen seiner Beschwerden verloren hatte und völlig verzweifelt war. Nach einigen Wochen konnte er wieder ein fast ganz normales Leben führen, abgesehen davon, dass er weiterhin von Zeit zu Zeit Einläufe durchführte und ein wenig darauf achtete, was er zu sich nahm.

Eine junge Frau hatte schon mit Anfang 30 solche Venenbeschwerden, dass sie nicht mehr in die Sonne gehen konnte. Bereits nach einem Darmreinigungszyklus blieben ihre Symptome dauerhaft verschwunden.

Mehrere Dutzend meiner Klienten wurden durch die Einläufe ihre Allergien los, viele konnten ihre Panikattacken hinter sich lassen, und ein zehnjähriger Junge konnte endlich wieder normal essen.

Es versteht sich von selbst, dass ich auf niemanden Druck ausübe, der eine ablehnende Haltung einnimmt. Ich beschreibe die Grundsituation im Darm, die Durchführung der Einläufe und die zu erwartenden Effekte. Dann lade ich die Menschen dazu ein, das Gesagte einfach auf sich wirken zu lassen, und sage ihnen auch, dass ihnen nichts davonläuft. Die wenigsten nehmen unmittelbar einen Irrigator mit und legen gleich los. Aber fast alle spüren trotz ihres Widerstands, dass an dem, was ich sage, etwas Wahres dran ist und dass es ihnen guttun würde, wäre da nur nicht dieser dicke innere Schweinehund.

Was mich sehr fasziniert, ist die Tatsache, dass der Prozentsatz der Menschen, die nach einem meiner Entgiftungsvorträge mit einem Einlaufset unter dem Arm nach Hause gehen, bei Weitem höher ist als im Verhältnis dazu die Zahl derer, die nach persönlicher Beratung einen kaufen. Scheinbar steigt der innere Widerstand an, wenn man persönlich angesprochen wird.

Falls Sie sich inspiriert fühlen, möchte ich Sie mit der genauen Durchführung vertraut machen, damit Sie für den Fall der Fälle gerüstet sind.

Die praktische Durchführung

Sie brauchen einen sogenannten Irrigator mit folgenden Bestandteilen: Ein Wasserbecher, der einen Liter fassen kann, ein Verbindungsschlauch und ein Zwischenstück mit einem Hahn, mit dessen Hilfe Sie den Wasserzulauf an- und abstellen können. Diese Teile haben Sie für gewöhnlich bei allen im Handel erhältlichen Irrigatoren dabei. Was allerdings oft nicht dabei ist, obwohl ich es für wesentlich halte, ist ein 30 Zentimeter langes Darmrohr.

Sie benötigen es, um damit bis über den Mastdarm und die anschließende Verbindungskurve zum absteigenden Dickdarm vorzudringen.

Die fingerdicken kurzen Plastikteile, die den Einlaufsets beigelegt sind, die Sie in der Apotheke kaufen können, reichen nur bis in den Mastdarm. Wenn Sie das Wasser nur bis dorthin einlaufen lassen können, besteht die Gefahr, dass es sich nicht verteilen kann und Sie unmittelbar auf die Toilette müssen. Das Ziel wäre aber, dass sich die Flüssigkeit im gesamten Dickdarm verteilen kann, und das gelingt am leichtesten, wenn Sie das lange Darmrohr bis hinter den Mastdarm einführen.

Das mag sich erschreckend anhören, doch anders als der Name vermuten lässt, ist das Darmrohr ganz weich und so dünn, dass man sogar bei einer Katze damit einen Einlauf machen kann. (Ich habe es seinerzeit in der Tierarztpraxis getestet).

Zur Erinnerung hier noch einmal die Darstellung des gesamten Darms:

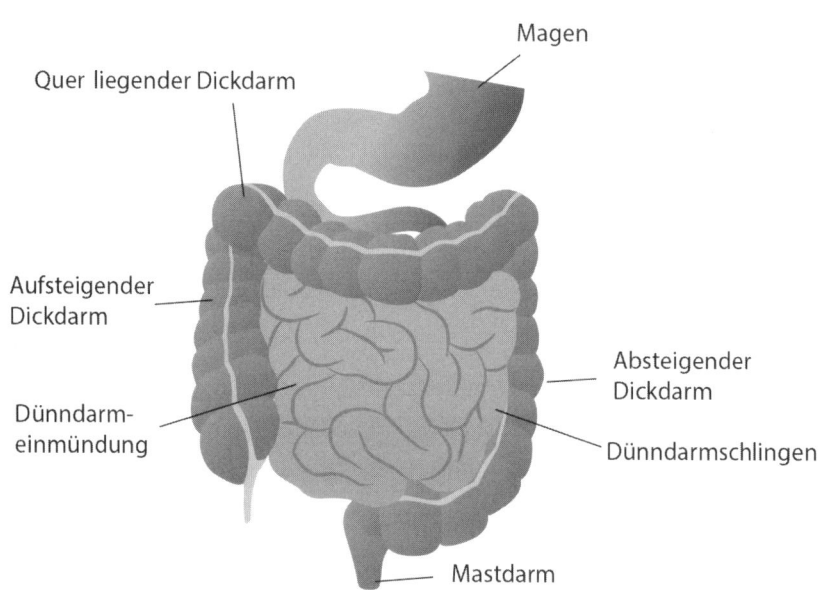

Magen

Quer liegender Dickdarm

Aufsteigender Dickdarm

Absteigender Dickdarm

Dünndarm-einmündung

Dünndarmschlingen

Mastdarm

Sie können ein solches Einlaufset problemlos im Internet bestellen. Auf der bekannten Seite, über die man früher vor allem Bücher einkaufen konnte, finden Sie verschiedenste Angebote. Auf meiner Website http://www.alexandrastross.com/books/ habe ich die Links zu den Produkten eingefügt, die ich für empfehlenswert halte. Für sehr wenig Geld gibt es auch ein Extra-Set mit zehn Darmrohren, für den Fall, dass vielleicht auch in anderen Familienmitgliedern das Bedürfnis entstehen sollte, etwas für die Gesundheit zu tun.

Bitte nehmen Sie Abstand vom Kauf irgendwelcher exotisch anmutenden Geräte, mit Blasebalg hier und Plastiksäckchen dort. Das ganz gewöhnliche Exemplar mit dem Plastikbecher ist völlig unkompliziert, hält ewig und lässt sich kinderleicht reinigen. Selbst die Darmrohre haben eine sehr lange Lebensdauer, sofern Sie sie nach Gebrauch und Reinigung so lange an der Luft belassen, bis sie innerlich und äußerlich wirklich gründlich ausgetrocknet sind.

Eine Kundin rief mich einmal an und beschwerte sich, dass das Rohr eines erst kürzlich bei mir erstandenen Irrigators schon nach einem Gebrauch innen schwarz geworden wäre. Tatsächlich hatte ich nicht dazugesagt, dass man einen feuchten Schlauch nicht unmittelbar zurück in eine Plastiktüte stecken sollte, weil er sonst Schimmel ansetzen kann. Seither versuche ich, meine Kunden noch ausführlicher aufzuklären, denn nicht alles, was einem selbst logisch erscheint, ist für alle anderen genauso logisch.

Auch die bekannten Klistiere, die aus einem Ballon mit einer kurzen Plastikspitze bestehen, taugen nicht für eine vernünftige Darmreinigung. Mit ihnen können Sie sich maximal den Mastdarm von Kot befreien, nicht aber den gesamten Dickdarm, wie mit dem Irrigator.

Das Zusammensetzen des Geräts

Die Unternehmung beginnt dann damit, dass Sie die Einzelteile des Geräts zu einem funktionsfähigen Ganzen zusammenfügen. Hierzu ist in der Regel eine Anleitung beigelegt, und man kann nicht wirklich etwas falsch machen. Vorsichtshalber hier trotzdem ein paar Tipps: Es kommt vor, dass der Kunststoff des Verbindungsschlauchs (der bei vielen Geräten orange ist) am Anfang sehr starr ist und sich nur unter sehr viel Kraftaufwand auf den dafür vorgesehenen Becheraufsatz schieben lässt. Ärgern Sie sich bitte nicht darüber, denn je schwerer er hinaufgeht, umso schwerer geht er auch wieder runter. Es ist sehr unangenehm, wenn er sich versehentlich löst, wenn Sie gerade zugange sind. Mit jeder Verwendung wird das Zusammenstecken leichter gehen, und wenn es beim ersten Mal schon leicht geht, brauchen Sie vermutlich schon bald einen neuen Schlauch.

Wenn es aber allzu schwer ist, können Sie sich helfen, indem Sie das Ende einige Zeit unter heißes Wasser halten und dann weichkneten, bevor Sie es wieder probieren.

Der Wasserbecher verfügt normalerweise über ein fingerdickes Loch knapp unterhalb des oberen Randes. Es empfiehlt sich, hier ein Band einzufädeln und eine Schlaufe damit zu binden. Ich hänge meinen Irrigator mithilfe dieses Bandes an die Türklinke oder an den Wasserhahn meiner Dusche, um mich am Boden darunterzulegen. Da das Gerät keinerlei Pumpvorrichtungen hat, brauchen Sie ein Gefälle, um das Wasser anschließend zum Laufen zu bringen. Den Becher einfach irgendwo hoch hinaufzustellen birgt die Gefahr einer unfreiwilligen Dusche, weil er durch die Öffnung auf der Vorderseite zum Kippen neigt. Ist er aufgehängt, bringt das auch den Vorteil, dass er sich ganz leicht zur Öffnung hinneigen kann, wenn nur noch ganz wenig Wasser drinnen ist.

Erst wenn Sie alle Teile zusammengesteckt haben und der Hahn zwischen dem Verbindungsschlauch und dem Darmrohr zugedreht ist,

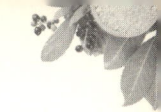

können Sie das Wasser einfüllen. Nehmen Sie hierfür gewöhnliches Leitungswasser in handwarmer Temperatur (circa 36 Grad). Wenn Sie sich unsicher sind, nehmen Sie einfach ein Fieberthermometer zu Hilfe. Ganz genau geht es nicht, es muss nur sichergestellt sein, dass Sie sich Ihre Schleimhaut nicht verbrühen können. Was die äußere Haut im Badewasser als angenehm empfindet, etwa 38 Grad, ist für die Schleimhaut des Darms schon eher unangenehm, genauso natürlich wie kaltes Wasser.

Das Wasser abzukochen ist bei gutem Trinkwasser nicht notwendig

Immer wieder werde ich gefragt, ob man das Wasser nicht besser abkochen solle.

Wenn Sie in einer Gegend leben, in der Sie das Leitungswasser auch bedenkenlos trinken können, ist das nicht notwendig. Auch den Darmschlauch müssen Sie nicht abkochen. In Ihrem Darm geht es alles andere als steril zu, ganz im Gegenteil. Es tummeln sich dort neben einer Menge übel riechenden Inhalts auch die verschiedensten Mikroorganismen. Und zwar in den seltensten Fällen eine gesunde Darmflora, stattdessen vor allem Pilze und oft sogar Parasiten. In der Regel ist also das, was sie von außen über den Einlauf einbringen, bei Weitem nicht so gefährlich und eklig als das, was bereits drinnen ist.

Wenn Sie allerdings Ihr Einlaufgerät mit auf Reisen in tropische Länder nehmen, sollten Sie auf jeden Fall Mineralwasser ohne Kohlensäure verwenden oder aber das Leitungswasser abkochen. Achten Sie in diesem Fall bitte peinlichst darauf, dass es ausreichend abgekühlt ist. Wenn Sie die Flüssigkeit bereits in den Irrigator füllen, solange sie noch heiß ist, kühlt sie oben wesentlich schneller aus als unten. Das heißt, es könnte passieren, dass Sie Ihren Finger hineinstecken und der Meinung sind, die Temperatur würde passen, dabei ist sie weiter unten noch zu heiß.

Schließlich sollten Sie sich auch noch eine kleine Schüssel mit etwas Olivenöl bereitstellen und, wenn Sie alles ganz perfekt vorbereiten wollen, den Hahn am Verbindungsstück ganz kurz öffnen, sodass das Wasser bis zur Spitze des Darmrohrs vorlaufen kann. So verhindern Sie, dass Sie Luft hineinlassen. Sollten Sie es aber vergessen, ist das Risiko kalkulierbar. Was dann passiert, haben Sie schon tausendfach erlebt, die Luft wird wieder entweichen, eventuell mit einem kleinen Geräusch.

Darmspülung selbst

Dann kann es losgehen. Hängen Sie Ihren Irrigatorbecher an eine geeignete Stelle, wie zum Beispiel die Türklinke, einen Handtuchhalter oder einen Wasserhahn. Achten Sie bitte darauf, dass die Toilette von dem Ort, an dem Sie sich platzieren ,nicht allzu weit entfernt ist. Dann legen Sie sich auf den Boden unter Ihren Becher, natürlich mit einem Handtuch oder noch besser einem Badezimmervorleger als Unterlage. Ich liege immer auf dem Rücken mit angewinkelten Beinen, es gibt aber auch Leute, die sich auf die Seite legen. Wichtig ist, dass Ihr Rumpf horizontal ausgerichtet ist.

Nun sollten Sie das einzuführende Ende des Darmrohrs mit Olivenöl einfetten und eventuell auch Ihren After, anschließend können Sie das Darmrohr so weit einführen, dass nur noch etwa fünf Zentimeter herausschauen. Sollten Sie das Gefühl haben, nicht weiter zu kommen, weil der Mastdarm mit hartem Kot gefüllt ist, ziehen Sie einfach einige Male leicht vor und zurück. Sie können absolut sicher sein, dass Sie sich nicht verletzen können. Das Rohr ist ganz weich, aber nicht so weich, dass es sich einrollen könnte. Vorne ist es abgerundet, die Öffnung für das Wasser ist seitlich. Wenn Sie, was wirklich nur ganz selten vorkommt, auch nach ein bisschen Hin- und Herstochern nicht weiterkommen, dann drehen Sie einfach ganz kurz das Wasser auf. Die warme Flüssigkeit weicht den Kot auf, und dann klappt es bestimmt. Wie bereits erwähnt, sollten Sie sicherstellen, dass Sie mit dem Darmrohr nicht nur im Mastdarmbereich sind, weil Sie sonst sofort auf die Toilette müssen und keinen Effekt erzielt haben.

Wenn der Schlauch dann so weit eingeführt ist, wie er sein soll, öffnen Sie den Hahn und lassen etwa einen Viertelliter Wasser einlaufen. Eventuell wollen Sie dabei das Becken heben, das hält jeder ein wenig anders. Drehen Sie bitte immer spätestens dann den Zulauf wieder ab, wenn es unangenehm wird oder wenn ein Viertelliter eingelaufen ist, was Sie an den Unterteilungen am Becher sehr gut sehen können. Dann geben Sie dem Wasser die Gelegenheit, sich zu verteilen. Stellen Sie spätestens jetzt die Beine auf, um das Becken nach hinten zu kippen, machen Sie vielleicht sogar eine Kerze und rollen Sie sich auf die rechte Seite. Vielleicht spüren Sie dann sogar, wie sich die Flüssigkeit gluckernd verteilt. Sie können auch nachhelfen, indem Sie von links nach rechts massieren.

Auf der rechten Bauchseite nicht nach unten massieren

Massieren Sie bitte nie auf der rechten Bauchseite von oben nach unten. Im rechten Unterbauch befindet sich ja das blinde Darmende. Das Wasser wird hier ganz von alleine der Schwerkraft nach unten folgen, und Sie könnten eventuell Darminhalt nach unten schieben, von dem Sie ja eigentlich wollen, dass er Richtung Ausgang transportiert wird.

Wenn Sie das Gefühl haben, dass sich alles gut verteilt hat, und Sie keinerlei unangenehmes Gefühl verspüren, können Sie nun den nächsten Viertelliter Wasser einlaufen lassen. Dann wieder eine Pause einlegen, ein bisschen turnen und massieren, erst danach die nächste Portion.

So fahren Sie fort, bis entweder der Becher leer ist oder Sie einen Dehnungsschmerz verspüren, der auch nach dem Bewegen nicht verschwindet. Es ist nicht unbedingt notwendig, dass Sie den ganzen Liter einlaufen lassen. Der Effekt ist größer, wenn Sie eine kleinere Menge länger behalten können, als wenn Sie zwar viel Wasser aufnehmen, es aber sofort wieder herauskommt. Je länger und gründlicher der Darminhalt sich mit der Flüssigkeit vermischen kann, umso mehr werden Sie ausscheiden können. Das Ziel ist ja, den Darm möglichst gründlich zu entleeren.

Wenn Sie sich schließlich dazu entscheiden, dass es jetzt genug Wasser ist, entweder weil der Becher schon leer ist oder weil Sie das Gefühl haben, es reicht, empfiehlt es sich, den Darmschlauch herauszuziehen. Bei diesem Vorgang haben Sie wahrscheinlich kurz die Empfindung, dringend die Toilette aufsuchen zu müssen. Wird der Schließmuskel von innen gereizt, schickt er sofort diese Meldung an das Gehirn, aber das lässt gleich wieder nach, wenn der Schlauch entfernt ist.

Bleiben Sie solange als möglich liegen und massieren Sie Ihren Bauch

Jetzt können Sie sich das Olivenöl auch in den Händen verteilen und damit im Uhrzeigersinn den Bauch massieren. Auf der rechten Bauchseite immer nach oben streichen und auf der linken nach unten. Genauso, wie der Darminhalt weitertransportiert werden soll.

Zwischendurch können Sie sich auch gerne wieder bewegen, vielleicht noch einmal eine Kerze machen oder im Liegen Fahrrad fahren. Von vielen meiner Klienten höre ich, dass Sie ein richtiggehendes Bedürfnis

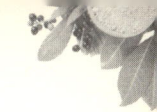

dazu haben. Wichtig ist, dass Sie den Oberkörper dabei in horizontaler Stellung belassen, denn wenn Sie sich aufrichten, wird durch die Schwerkraft ein Großteil der Flüssigkeit zusammenlaufen, und Sie müssen sich sofort entleeren.

Doch auch wenn Sie liegen bleiben, irgendwann werden Sie sehr genau wissen: Jetzt will das Wasser heraus.

Nehmen Sie sich für Ihren Toilettengang genauso viel Zeit wie für das Einlaufenlassen des Wassers und massieren Sie auch im Sitzen weiter Ihren Bauch. So lange, bis einige Minuten nichts mehr herausgekommen ist und Sie auch beim Massieren keine gluckernden Geräusche mehr bemerken.

Wenn Sie ordentlich massiert haben, sind Sie mit einer Sitzung fertig. Ansonsten müssen Sie sich später eben noch einmal entleeren.

Danach werden Sie vermutlich das Verlangen haben, sich zu duschen, und auch Ihr WC kann eventuell eine kleine Reinigung gebrauchen.

Die Reinigung des Irrigatorgeräts ist recht unkompliziert. Zerlegen Sie es wieder in seine Einzelteile und lassen Sie überall das Restwasser auslaufen. In der Regel muss lediglich der Darmschlauch mit warmem Seifenwasser abgerieben und gespült werden. Hängen Sie anschließend, wie erwähnt, noch die beiden Schläuche so auf, dass Sie vollständig trocknen können, bevor Sie sie wieder verpacken. Mehr müssen Sie nicht beachten.

Häufige Fragen

Nachdem Sie nun mit dem gesamten Ablauf vertraut sind, habe ich im Folgenden alle Fragen für Sie zusammengetragen, die mir rund um den Einlauf regelmäßig gestellt werden. So haben Sie alles Wichtige an einer Stelle zusammengefasst.

Wie viel Zeit muss ich mir für die Durchführung eines Einlaufs nehmen?

Sie sollten sich 20 bis 30 Minuten dafür einteilen. Theoretisch schaffen Sie es sicher auch in zehn, nützen Sie jedoch für sich die Gelegenheit, sich Ihrem Körper liebevoll und in aller Ruhe zuzuwenden und ihm die Zeit zu geben, die er braucht.

Kann ich Einläufe nur an komplett freien Tagen durchführen oder kann ich danach aus dem Haus gehen?

Wie gesagt, wenn Sie den Bauch gut massiert haben, sind Sie mit einer einzigen Sitzung auf der Toilette danach wieder ausgehbereit. Eventuell müssen Sie mit etwas zeitlichem Abstand noch ein zweites Mal gehen, aber in der Regel nicht mit der Dringlichkeit, wie Sie zum Beispiel bei einer Durchfallerkrankung vorkommt. Sie sind ja nicht krank.

Wenn Sie aber auf Nummer sicher gehen wollen, führen Sie Ihren ersten Einlauf an einem freien Tag durch. Jeder reagiert ja ein wenig anders, und so haben Sie die Gelegenheit festzustellen, wie genau Sie darauf reagieren. Beim nächsten Mal wissen Sie Bescheid und können sich dementsprechend anpassen.

Wie viele Einläufe benötige ich, um meinen Dickdarm komplett zu reinigen?

Das ist individuell sehr stark unterschiedlich, ein durchschnittlicher Richtwert ist jedoch, dass es zwischen zwei und drei Wochen dauert, bis die Darmschleimhaut bis in die Falten hinein frei ist, wenn nur ein Einlauf pro Tag gemacht und ganz normal gegessen wird.

Man kann den Prozess beschleunigen, indem man weniger isst, womöglich sogar fastet, oder aber mehrere Einläufe täglich macht.

Ich selbst halte es in der Regel so, dass ich mir eine Woche Zeit nehme und jeden Tag drei bis vier Einläufe unmittelbar hintereinander durchführe.

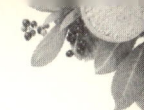

Wie kann ich wissen, ob ich fertig bin?

Bei der Beantwortung dieser Frage stoße ich regelmäßig auf ungläubiges Staunen. Ich sage immer: »*Sie werden es einfach wissen.*«

Wenn Ihr Darm wieder relativ leer und normal beweglich ist, haben Sie ein Körpergefühl, das Sie so vielleicht noch nie bewusst erlebt haben.

Nach etwa dem fünften Einlauf werden Sie Material ausscheiden, das ziemlich intensiv riecht. Nicht wie normaler Stuhl und auch nicht wie Durchfall, sondern wirklich höchst interessant. Es wird Ihnen sofort klar sein, dass das, was da gerade herauskommt, nicht erst seit letzter Woche in Ihnen gewesen ist. Diese geruchsintensive Phase kann wieder unterschiedlich lange dauern, je nachdem, wie viele Einläufe Sie machen und wie verschlackt Ihr Dickdarm ist.

Danach beginnt sich aber dieses neuartige Körpergefühl einzustellen. Sie werden erstaunt sein, was Sie plötzlich alles wahrnehmen. Ich erinnere mich an eine Kundin, die eine Darmreinigung mit einer Leberreinigung kombiniert hatte und wenige Tage nach der Leberreinigung auf einmal spürte, dass jetzt noch ein Stein aus der Leber im Darm zu liegen gekommen war.

Sie machte sich einen Einlauf, und der Stein kam tatsächlich heraus.

Ich rate Ihnen, während des ganzen Prozesses Ihr Gefühl als den obersten Maßstab zu nehmen. Selbst wenn Sie sich vorgenommen haben, kontinuierlich dranzubleiben, Sie aber plötzlich einen extremen Widerwillen entwickeln, dann legen Sie ruhig einen Tag Pause ein. Ihr Körper weiß, was er braucht. Eines Ihrer Ziele sollte sein, die Kommunikation zu ihm wieder zu verbessern und ihm tatsächlich zuzuhören.

Neben Ihrem Gefühl geben Ihnen auch folgende Anhaltspunkte einen Hinweis darauf, dass die Reinigung stark fortgeschritten bis abgeschlossen ist:

- Ihr Stuhl ist weich, aber trotzdem gut geformt, Sie benötigen kein Klopapier.

- Sie müssen zeitnah nach der Aufnahme einer größeren Nahrungsmenge zur Toilette.
- Sie haben mehrmals täglich Stuhlgang.
- Ihr Bauch ist ganz weich, und Sie fühlen sich wohl.

Wie viele Einläufe kann ich maximal täglich machen?

Ähnlich wie bei den basischen Bädern gilt: Man kann es kaum übertreiben und genauso wenig untertreiben.

Gerade bei akuten Infektionen, mit denen der Körper sich ja auch reinigen will, sind Sie wesentlich schneller gesund, wenn Sie dem Organismus noch einen weiteren sehr effektiven Ausscheidungsweg zur Verfügung stellen. In einem solchen Fall können Sie ruhig auch einmal acht bis zehn Einläufe machen, sofern Sie sich kräftig genug dafür fühlen. Hören Sie auch hier wieder ganz auf Ihr Gefühl.

Nachdem im Dickdarm die Nährstoffresorption nahezu komplett abgeschlossen ist, schaden Sie sich nicht, wenn Sie mehrere Einläufe pro Tag machen. Gerade im Krankheitsfall herrscht oft Dehydrierung, und man spürt richtig, wie der Darm das Wasser dankbar trinkt.

In jedem Fall ist aber auch ein einziger Einlauf besser als gar keiner. Lassen Sie sich also nicht abhalten von Gedanken à la: »*Wenn, dann mach ich es richtig.*«

Kann sich der Darm an die Einläufe gewöhnen, sodass ich nachher nicht mehr spontan zur Toilette gehen kann?

Nein, etwas Derartiges passiert nur, wenn man über Abführmittel, Kaffee oder Ähnliches einen Stimulationsreiz setzt, sich ein Gewöhnungseffekt einstellt und die Peristaltik von selbst gar nicht mehr in Gang kommt.

Bei den Einläufen kommt es zu keiner Stimulation. Der Vorgang ist vergleichbar mit einer Dusche. Der Darm wird innerlich gewaschen und kann sich umso besser bewegen.

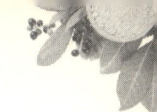

Das Gerücht ist allerdings weitverbreitet und entsteht vermutlich daraus, dass ein einziger Einlauf bei einem komplett verstopften Darm die Wirkung hat, dass nur das letzte Dickdarmstück befreit werden kann. Das ist besser als nichts, doch wenn das System darauf eingestellt ist, erst dann zur Toilette zu müssen, wenn der gesamte Dickdarm bis hin zum After angefüllt ist, ändert sich daran mit nur einem Einlauf nichts. Der Großteil ist ja immer noch vollkommen gespannt und unbeweglich. Also kann es dann zwei oder drei Tage dauern, bis der übliche Füllungsgrad wieder erreicht ist und ein Gang auf das WC wieder möglich wird.

Der Betroffene leitet daraus womöglich ab, dass er sich schon nach nur einem Einlauf nun gar nicht mehr ohne erleichtern kann.

Jedenfalls habe ich die Erfahrung gemacht, dass, wann immer mir jemand erzählt hat, er habe nach den Einläufen nicht mehr aus sich heraus Stuhlgang haben können, das nähere Nachfragen ergeben hat, dass nur eine bis wenige Darmspülungen durchgeführt wurden.

Wie gesagt, einmal ist besser als keinmal, aber eine volle Beweglichkeit kann dadurch natürlich bei Weitem nicht erreicht werden.

Muss ich das Darmrohr nach der Verwendung auskochen?

Das Darmrohr müssen Sie genauso wenig abkochen wie das verwendete Wasser. Es ist nicht notwendig, hier auf Sterilität zu achten. Bitte sehen Sie auch unbedingt von der Verwendung scharfer Reinigungsmittel ab, sonst besteht die Gefahr, dass Reste davon beim nächsten Einlauf in Ihren Darm gelangen.

Geben Sie keinesfalls eines der Teile in Ihre Spülmaschine.

In der Regel ist es auch unbedenklich, innerhalb der Familie den gleichen Darmschlauch zu benützen, aber nachdem es sie einzeln zu kaufen gibt, entscheiden sich die meisten Leute für ihren eigenen.

Ist es ausreichend, die Darmspülung mit Wasser durchzuführen, oder kann ich den Prozess durch Beigabe anderer Stoffe aufwerten?

Was das betrifft, habe ich schon ziemlich viele interessante Fragen gestellt bekommen. Das Lustigste, was mir ein Kunde erzählt hat, war, dass er das verwendete Wasser vor dem Einfüllen in den Irrigatorbecher mithilfe von Engelskarten programmieren würde. Ja, es handelte sich hierbei tatsächlich um einen Mann, man glaubt es kaum. Er war total begeistert von der Methode und voll überzeugt, dass er damit die Effektivität enorm gesteigert hätte. Ehrlich gesagt muss ich gestehen, ich habe es nie ausprobiert, kann es mir aber gut vorstellen.

Erst neulich wurde ich gefragt, ob ich die Zugabe von Betonit empfehlen könne. Hierzu möchte ich ganz klar sagen: Es gibt mit Sicherheit wunderbare Stoffe, und jeder muss selbst ganz nach seinem Gefühl entscheiden, wozu er sich hingezogen fühlt.

Jedoch halte ich es für eine Verschwendung, von Beginn einer Darmreinigung an dem Wasser etwas zuzusetzen, weil es mit hoher Wahrscheinlichkeit mit der Schleimhaut selbst noch gar nicht in Berührung kommen wird.

Am Ende eines konsequent durchgeführten Zyklus, wenn davon auszugehen ist, dass alte Verklebungen entfernt werden konnten, probieren Sie vorsichtig aus, was Ihnen guttut, und entscheiden Sie selbst, was Sie beibehalten möchten.

Ich führe meine Einläufe allesamt mit klarem Wasser durch, mit einer einzigen Ausnahme: Wenn ich Durchfall habe und davon ausgehen muss, dass eine Entzündung oder eine Infektion vorhanden ist, nehme ich den abgekühlten Tee der wilden Malve, der in Bayern und Österreich als Käsepappeltee bezeichnet wird. Er wirkt antibakteriell, entzündungshemmend und heilungsfördernd und kann in einem solchen Fall schnelle Erleichterung bringen.

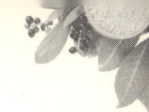

Wie oft im Jahr sollte ich eine komplette Darmreinigung durchführen?

Das hängt natürlich stark von Ihrem Lebenswandel ab. Wenn Sie sich gesund ernähren, genug trinken und sich regelmäßig bewegen, kann einmal im Jahr vollkommen ausreichend sein.

Wenn Sie erst einmal einen kompletten Zyklus durchgeführt haben und das Gefühl kennen, werden Sie fühlen, wann es wieder an der Zeit ist.

Wenn Ihr Bauch beim Tasten wieder hart ist, Ihr Stuhlgang weniger wird und Sie wieder öfter Blähungen haben, gönnen Sie sich ein paar Einläufe. Es muss ja auch nicht jedes Mal ein kompletter Reinigungsprozess sein, der drei Wochen dauert.

Auch wenn andere Symptome wieder auftreten, die schon verschwunden waren, ist das ein Anzeichen, dass Entgiften angezeigt wäre.

Ich versuche, zweimal im Jahr eine Darmreinigung mit einer Leberreinigung zu kombinieren, die im nächsten Kapitel beschrieben ist. Öfter wird es in den allerseltensten Fällen notwendig sein.

Ich habe Darmpolypen, darf ich auch Darmspülungen machen, oder ist das gefährlich?

Aus meiner Sicht ist eine Reinigung umso notwendiger, je schlechter es dem Darm geht. Wenn ich Darmpolypen hätte, wäre es mit Sicherheit das Erste, was ich tun würde. Ein Einlauf ist wie sanftes Waschen, ganz ohne Druck. Auch das Darmrohr ist weich und biegsam und hat vorne keine Öffnung, mit der Sie hängen bleiben könnten. Ich weiß allerdings, dass es vorkommt, dass Ärzte davon abraten. Oft wollen Sie damit aber auch nur ausdrücken, dass Sie die Verantwortung nicht übernehmen wollen. Für alles, was Sie zu Hause tun, sind Sie selbst verantwortlich, und es wird wahrscheinlich nur wenige Ärzte geben, die es begrüßen, wenn Sie sich lieber selbst helfen, als Tabletten zu nehmen.

Zerstört diese Art der Reinigung nicht die Darmflora?

Leider müssen Sie davon ausgehen, dass Ihre Darmflora alles andere als in Ordnung ist. »*Keine normale Darmflora nachweisbar*« ist ein sehr häufiges Ergebnis einer bakteriellen Kotuntersuchung. Die hilfreichen Keime sind verdrängt worden von allerlei Organismen, die dort nicht hingehören. Krank machende Keime, Pilze und oft sogar Parasiten tummeln sich da, und wenn die erst mal draußen sind, baut sich umso leichter eine gesunde Darmflora auf.

Sie können durch das Durchführen von Wassereinläufen definitiv keinen Schaden nehmen. Auch Ihre Darmflora wird sich freuen.

Was ist der Unterschied in der Wirkung zwischen Wassereinläufen und der sogenannten Colon-Hydro-Therapie?

Die Colon-Hydro-Therapie ist eine Reinigung des Darms mithilfe eines technischen Geräts, die bei speziellen Therapeuten oder auch vereinzelt bei Ärzten in der Praxis angeboten wird.

Sie verfolgt denselben Zweck, ist aber wesentlich kostenintensiver und entbehrt einen Aspekt völlig, der bei den Einläufen gegeben ist: Die Möglichkeit zur Selbsthilfe.

Gerade dass man sich selbst helfen kann, wenn es einem schlecht geht, ohne einen Termin vereinbaren zu müssen, ohne die Verantwortung wieder an eine andere Person abzugeben, macht einen Unterschied aus, der nicht zu unterschätzen ist.

Das nimmt Angst und gibt viel Selbstbewusstsein. Auch weil hier oft vorher eine innere Hürde überwunden werden muss. Die Auseinandersetzung mit einer Seite des Körpers, die vielleicht als schmutzig wahrgenommen wird, und die Unsicherheit, etwas falsch zu machen, beiseitezulegen helfen dabei, sich auch in anderen Lebensbereichen mehr zuzutrauen. Nicht zuletzt ist das Ganze ein intimer Prozess, den ich nicht gerne irgendwo mit irgendwem erleben möchte, sondern am liebsten zu Hause, in aller Ruhe.

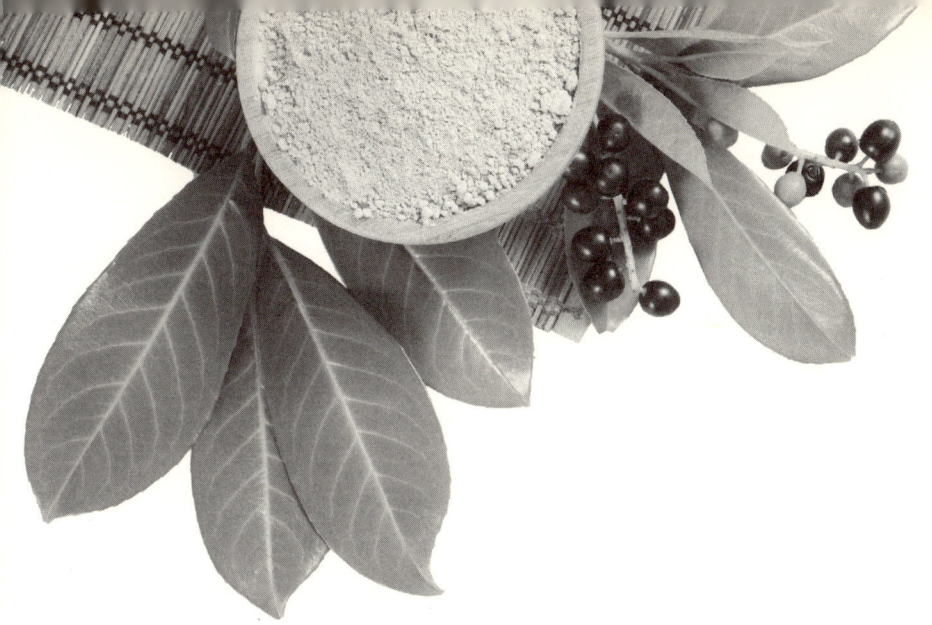

Entgiftung für Fortgeschrittene: Die Leberreinigung

Wer durch die verblüffenden Effekte der basischen Anwendungen und der Einläufe auf den Geschmack gekommen ist und noch einen Schritt weiter gehen möchte, kann eine Leberreinigung durchführen. Mit dem bereits angesprochenen Leberwickel haben Sie schon eine Möglichkeit kennengelernt, Ihr wichtigstes Entgiftungsorgan zu unterstützen. Eine richtige Reinigung der Leber ist aber noch wesentlich wirkungsvoller.

Gleich vorab möchte ich Ihnen das Buch *Die wundersame Leber- und Gallenblasenreinigung* von Andreas Moritz ans Herz legen, der die Mehode entwickelt hat, die ich selbst gerne durchführe und meinen Kunden empfehle.

Als ich das erste Mal mit dieser Methode in Kontakt gekommen bin, habe ich ähnlich reagiert wie damals, als mir die Kollegin in der Ausbildung vorgeschlagen hatte, einen Einlauf zu machen. Obwohl ich mit den anderen Entgiftungsverfahren schon viele positive Erlebnisse gehabt hatte, stieg eine Art von Panik in mir auf.

Es gibt eine Instanz in unserem Gehirn, die uns vor jeglichen Veränderungen warnt, und intuitiv spürte ich offensichtlich sofort, dass sich durch die Leberreinigung etwas verändern würde. Auch aus der Erfahrung mit meinen Klienten weiß ich: Wenn ein Mensch etwas dringend braucht, regt sich entweder ein starker Widerstand oder er ist sofort Feuer und Flamme. Nur wenn jemand mit absoluter Gleichgültigkeit auf einen meiner Vorschläge reagiert, weiß ich, dass ich falsch liege.

Weil ich das zu diesem Zeitpunkt schon wusste, war mir klar: Diese Leberreinigung musste ich machen, auch wenn sie mich noch so sehr in Aufregung versetzte. Ein Arbeitskollege meines Mannes war mit seiner Frau bei uns zu Besuch gewesen und hatte mir erzählt, er hätte sich das besagte Buch von Andreas Moritz gekauft. Während des Lesens hätte er ständig an mich denken müssen, sagte er. Ich schrieb mir den Titel und den Autor des Buchs also auf und bestellte es noch am selben Tag. Beim nächsten abnehmenden Mond startete ich mit der Vorbereitung.

Auch wenn ich gerne von meinen Erfahrungen berichte, so bitte ich doch all meine Kunden und nun auch Sie, sich das Buch von Andreas Moritz zu kaufen. Es ist seine Methode, nicht meine, und ich müsste die genauen Angaben zur Durchführung bei ihm abschreiben, was ich nicht möchte. Ich bin mir sicher, dass Sie sein Buch auch noch einmal zusätzlich motivieren wird, weil es auch viele Fotos enthält.

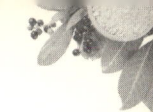

Die Gallengänge der Leber sind mit unzähligen Steinen verstopft

Ziel der Reinigung ist es, die Steine herauszulösen, die sich ständig in den Gallengängen der Leber sowie in der Gallenblase selbst festsetzen und einen ungestörten Gallenabfluss für eine reibungslose Verdauung verhindern. Die Verklumpung entsteht, wie so viele andere Probleme, aus einem Flüssigkeitsmangel, und wenn der Anfang erst einmal gemacht ist, beginnt ein Teufelskreis. Die hinter einem solchen Stein produzierte Galle kann nicht mehr abfließen und verklumpt weiter.

Normalerweise produziert die Leber etwa einen Liter Gallenflüssigkeit pro Tag, die im Darm dafür benötigt wird, das aufgenommene Fett aufzuschließen. Die Resorption von diversen Mineralien, zum Beispiel Kalzium, ist wiederum an die Fettverdauung gebunden und bleibt dann teilweise aus.

Im Lauf der Zeit ergeben sich immer mehr Schwierigkeiten, die einerseits auf den Nährstoffmangel und andererseits auf den Stau in der Leber zurückzuführen sind: Zum Beispiel Osteoporose, diffuse Schmerzen und Kreislaufprobleme aufgrund des gestörten Blutrückflusses von der Leber zum Herz.

Was sich schlimm anhört, ist auf der anderen Seite auch wieder eine gute Nachricht, denn durch die Leberreinigung nach Andreas Moritz können sich unzählige Symptomatiken einfach in Luft auflösen.

Leider können Sie sich auch dann nicht in Sicherheit wiegen, wenn Sie regelmäßig zur Blutuntersuchung gehen und hervorragende Leberwerte haben, denn wenn der Schaden erst einmal im Blut sichtbar wird, ist er bereits sehr weit fortgeschritten. Im Blut auftauchende Leberenzyme zeigen an, dass bereits eine größere Anzahl von Leberzellen zerstört worden ist. So weit sollte es nach Möglichkeit gar nicht erst kommen.

Ich bin ja nun sehr schlank, was immer zu der Vermutung verleitet, es könne nicht viel in mir drinnen sein, was da nicht hingehört. Meine erste Leberreinigung bewies mir das Gegenteil. Es kamen etwa zehn dunkelgrüne Steine mit einem Durchmesser von gut ein bis zwei Zentimetern aus mir heraus sowie unzählige kleine derselben Farbe. Dann noch gut zwei Hände voller scharfkantiger (ich habe einige davon herausgeholt) kräftig gelber Kieselsteine von etwa drei Millimetern Größe, die richtig klimperten, als sie in der Toilettenschüssel landeten. Dazu noch wahre Unmengen an bestialisch stinkendem gelbem Schleim.

Das klingt grauenvoll, doch Sie glauben nicht, was ich für eine Freude damit hatte, all das nicht mehr mit mir herumschleppen zu müssen. Niemals hätte ich mir vorstellen können, dass dieser Prozess so effektiv sein würde.

Achten Sie auf die Mondphase

Nun aber zunächst einmal zur Durchführung. Wie gesagt, empfiehlt es sich grundsätzlich, größere Reinigungsaktionen bei abnehmendem Mond zu tätigen. Unser Körper hat mehr Bezug zur Natur, als uns oft bewusst ist, und tut sich in dieser Phase viel leichter, Stoffe loszulassen. Es gibt eine sechstägige Vorbereitungszeit, in der man täglich einen Liter Apfelsaft zu sich nehmen muss, weil die darin enthaltene Apfelsäure die Gallensteine aufweicht. Außerdem ist es gut, in diesen Tagen auf gesunde Ernährung zu achten und die Aufnahme von Fett und Eiweiß bestmöglich zu reduzieren. Ansonsten kann man aber recht normal essen und sein ganz normales Alltagsprogramm absolvieren.

Am letzten Tag der Vorbereitung sind Gewürze, Protein und Fett dann vollständig verboten, um Übelkeit während der bevorstehenden

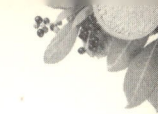

Ausscheidung zu vermeiden. Man kann Obst frühstücken und gedünstetes Gemüse mit Reis zu Mittag essen.

Zugegeben, ohne Gewürze ist das nicht unbedingt ein Festmahl, aber einen einzigen Tag sollte man das aushalten können. Auch der tägliche Liter Apfelsaft sollte bis um diese Zeit bereits getrunken sein, denn nach 14 Uhr gibt es nur noch Wasser.

Was für mich auch unbedingt zur Vorbereitung gehört, sind tägliche Einläufe. Manchmal sogar zwei bis drei am Tag. Die Leber kann ihre Steine ja nur über den Darm loswerden, sodass dieser gründlich geleert sein sollte, damit sie dort nicht liegen bleiben. Sie enthalten nämlich teilweise Giftstoffe, die wieder resorbiert werden könnten. Abgesehen davon werden Sie nicht sehen, was sie ausscheiden, wenn die Steine im Kotgemisch untergehen.

Sie benötigen Bittersalz, Olivenöl und frische Grapefruits

Um 18 Uhr nimmt man dann eine erste Portion Bittersalz (Magnesiumsulfat) zu sich. Das Bittersalz weitet die Gallengänge, sodass die Steine vollkommen schmerzlos ausgeschieden werden können. Abgesehen davon wirkt es abführend, sofern der Darm nicht schon vorher entleert wurde. Ein weiterer Grund also, der für die Einläufe spricht, denn bei guter Füllung kann die Einnahme des Bittersalzes zu Krämpfen führen, und es wäre sowohl schade als auch überflüssig, wenn Sie den Prozess als schmerzhaft abspeichern würden. Bei vorheriger Darmspülung werden nur die Gallengänge geweitet, was man aber nicht spürt, ansonsten passiert nichts.

Um 20 Uhr gibt es eine zweite Portion Bittersalz, und um 22 Uhr nimmt man schließlich eine gut geschüttelte Mischung aus Olivenöl guter Qualität und frisch gepresstem Grapefruitsaft zu sich. Unmittelbar anschließend legt man sich hin und schläft in der Regel sehr schnell ein.

Zwischen etwa ein und sechs Uhr morgens beginnt dann die Ausscheidung.

Um sechs und um acht Uhr morgens empfiehlt Andreas Moritz noch einmal die Einnahme von Bittersalz.

Dieser Ausscheidungstag ist der einzige Tag, an dem Sie sich wirklich nichts vornehmen sollten. Die nächste Toilette sollte immer gut erreichbar für Sie sein, denn bis in die Nachmittagsstunden werden Sie sie ziemlich häufig aufsuchen müssen.

Ab den späten Vormittagsstunden können Sie dann auch schon wieder leichte Nahrung zu sich nehmen, zum Beispiel ein paar Stücke Obst.

Nach einer weiteren Nacht, in der Sie schlafen werden wie ein Stein, werden Sie sich wie neugeboren fühlen.

Eine Leberreinigung sollte nicht öfter als einmal im Monat durchgeführt werden

Ich habe diese Reinigung mittlerweile schon ein halbes Dutzend Mal durchgeführt. Durch die Berücksichtigung der Mondphase bietet sie sich ohnehin nur einmal im Monat an, was absolut ausreichend ist. Andreas Moritz empfiehlt, sie einmal monatlich so lange zu wiederholen, bis keine Steine mehr ausgeschieden werden. Ich bin ehrlich, ich habe das nicht durchgezogen. Nach dem vierten Mal habe ich eine längere Pause eingelegt, weil ich ununterbrochen darauf angesprochen wurde, dass ich Körpergewicht verlor, und schon wirklich ein wenig mager aussah. Trotzdem hatte ich mich noch nie in meinem Leben so gut gefühlt, ich konnte mich zumindest nicht mehr daran erinnern. In dieser Phase bauten wir gerade um, und bereits einen Tag nach der Ausscheidung war ich wieder auf der Baustelle unterwegs und versetzte die Arbeiter in Staunen, wie viel ich

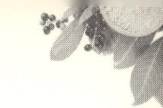

schleppen konnte. Selbstverständlich wussten sie nichts von meiner Reinigung, sie waren nur einfach genau wie ich verblüfft darüber, dass ich über Kräfte verfügte, die sie mir bei meinem Körpergewicht niemals zugetraut hätten und die ich auch nie zuvor gehabt hatte.

Moritz beschreibt in seinem Buch genau das, was ich aus den Berichten unzähliger Klienten mittlerweile bestätigen kann. Der Ablauf ist allerdings bei jedem anders. Auch bei ein und demselben Menschen kann er von einem aufs andere Mal erheblich variieren. Ich erinnere mich zum Beispiel sehr gut daran, dass ich bei der ersten Reinigung bereits ab ein Uhr nachts zur Toilette musste und schon um zehn Uhr morgens alles vorbei war. Erstaunlicherweise stand ich zwar unzählige Male auf in der Nacht, schlief aber immer blitzschnell wieder ein, sodass ich am nächsten Morgen gar nicht müde war. Beim zweiten Mal war ich dann ziemlich überrascht, als ich aufwachte und feststellte, dass es schon helllichter Tag war. Dafür holte ich bis in die Nachmittagsstunden alles nach.

Bei mir kamen beim ersten Mal die meisten Steine heraus, ich habe aber auch schon von vielen gehört, dass sich beim ersten Mal gar nicht viel getan hat und es erst beim zweiten oder dritten Mal so richtig losging. Deswegen würde ich Ihnen unbedingt raten, es mehrere Male hintereinander zu machen.

Ich habe den ganzen Vorgang im Hinblick auf den Effekt immer als erstaunlich angenehm empfunden. Ich hatte weder Schmerzen noch Kreislaufprobleme, obwohl ich sicher eher zu den Empfindlichen gehöre. Beim ersten Mal kann ich mich an leichte Übelkeit in der Nacht erinnern, die aber schnell wieder verschwand. Das einzig wirklich Unangenehme war das Brennen des Afters durch den häufigen Stuhlgang an diesem einen Ausscheidungstag.

Bereits einen Tag danach, als ich vor allem die Wirkung auch schon spüren konnte, war ich hochmotiviert, die Reinigung gleich im nächsten Monat wieder durchzuführen, was ich auch tat.

Die Leberreinigung kann den gleichen Effekt haben wie eine Operation

Die erste Weiterempfehlung, die ich damals aussprach, ging an eine Kollegin, die bereits einen Operationstermin vereinbart hatte, weil bei einer Ultraschalluntersuchung festgestellt worden war, dass ihre Gallenblase voller Steine war. Sie war Feuer und Flamme und wollte keineswegs den nächsten abnehmenden Mond abwarten. Noch am selben Tag begann sie mit der Vorbereitung, und eine Woche später fiel sie mir um den Hals, als wir uns trafen.

Sie sagte, sie hätte sich erst ein einziges Mal in ihrem Leben so glücklich gefühlt wie bei diesem Prozess, nämlich bei der Geburt ihres Sohnes.

Es waren unzählige Steine herausgekommen, und sie hatte sich über jeden einzelnen riesig gefreut. »*Ich bin so glücklich und dankbar*«, sagte sie.

Tatsächlich enthüllte ein weiterer Ultraschall, dass die Gallenblase nun echofrei war, und die Operation konnte abgesagt werden. Eine einzige Reinigung hatte also verhindert, dass eine Frau mit Mitte 30 ihre Gallenblase verlor. Und das ganz ohne Nebenwirkungen.

Auch meine Klienten, die es ausprobiert haben, waren ausnahmslos begeistert, und keiner von ihnen berichtete von unangenehmen Begleiterscheinungen. Etliche wurden chronische Schmerzen für immer los, andere jahrelange Migräneattacken und Allergien. Ein junger Mann konnte sogar ein echtes Martyrium hinter sich lassen, nämlich eine Rheumaerkrankung, die ihn seit seiner Kindheit quälte. Nach der vierten Leberreinigung waren die Schmerzen weg und traten nicht mehr auf. Wobei man sagen muss, dass er seither auch zweimal jährlich mit Begeisterung eine komplette Leber- und Darmreinigung durchführt.

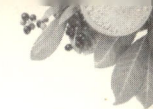

Führen Sie niemals eine Leberreinigung ohne vorherige Einläufe durch

Selbstverständlich habe ich alle gut darauf vorbereitet. In einem späteren Kapitel werden wir noch über die Nebenwirkungen des Entgiftens reden, und um diese klein zu halten, ist es immer eine gute Idee, ganz sanft zu beginnen. Baden Sie erst einmal einige Wochen basisch und reinigen Sie anschließend in aller Ruhe Ihren Darm. Danach spricht sicher nichts gegen eine Leberreinigung. Begleitend kann man auch Mineralstoffe einnehmen, die aber möglichst natürlich sein sollten. Am liebsten empfehle ich die *Basenkraft* der Firma E&M, mit der ich seit vielen Jahren zusammenarbeite. Das ist ein Granulat aus diversen Frischpflanzen, sodass der Körper die Nährstoffe so bekommt, wie er sie am liebsten hat, nämlich noch in der ursprünglichen Form der Pflanze. Herausgelöste einzelne Wirkstoffe haben erfahrungsgemäß nie die gleiche Wirkung wie die Gesamtkomposition der Natur, ganz zu schweigen von chemisch hergestellten Stoffen.

Selbstverständlich werden Sie im Internet auch unzählige negative Erfahrungsberichte finden, die sich aus meiner Sicht ausschließlich aus Fehlern in der Durchführung ergeben. Ich halte es zum Beispiel für unverantwortlich, auf Einläufe zu verzichten. Wie bereits angesprochen, löst das Bittersalz dann schwere Krämpfe aus, und trotzdem wird der Dickdarm sicher nicht bis in die Falten entleert, sodass Steine hängen bleiben können. Die Darmschleimhaut ist durch die jahrelange Verschlackung oft entzündet und sollte die Gelegenheit bekommen, sich ein wenig zu erholen, bevor sie einem solchen Prozess ausgesetzt wird.

Die generelle Haltung unserer Gesellschaft, dass immer alles schnell, schnell gehen soll, ist hier unangebracht. Wenn man sich dem Körper schon einmal zuwendet, kann das doch auch in liebevoller Weise passieren. Es ist extrem schade, wenn ein Prozess, der, in regelmäßigen Abständen durchgeführt, ein gesundes Leben bis ins hohe Alter gewährleisten könnte, aufgrund von Ungeduld als schmerzhafte, negative Erfahrung abgespeichert wird, die nie wieder wiederholt wird.

Man liest auch oft, dass das, was ausgeschieden wird, lediglich verklumptes Öl sei, also genau das, was man am Vorabend eingenommen hat. Wer es einmal selbst erlebt hat, wird nicht viel auf solches Gerede geben. Ich wüsste weder, warum ich mich dermaßen gut fühlen sollte, weil mein Körper ein paar Klumpen Olivenöl ausgeschieden hat, noch könnte ich mir erklären, wie binnen weniger Stunden diese gelben scharfkantigen Kieselsteine aus dem Öl entstanden sein sollten.

Mein Rat an Sie wäre, bilden Sie sich Ihre eigene Meinung und fragen Sie diejenigen, die es tatsächlich ausprobiert haben. Es gibt immer Miesepeter, die alles besser wissen, ihre eigenen eng gesteckten Grenzen nicht durchbrechen können und es deswegen nicht gerne sehen, wenn andere es tun.

Vor den gravierenden Maßnahmen erst die sanften ausschöpfen

Gerade wenn Sie vielleicht schon in der Situation sind, dass Sie sich operieren lassen sollten, nutzen Sie die Wartezeit auf die OP, um diese Reinigung durchzuführen. Sie haben nichts zu verlieren, ganz im Gegenteil. Eine einmal entfernte Gallenblase gibt Ihnen niemand zurück.

Noch besser ist es natürlich, wenn es gar nicht so weit kommt und Sie rechtzeitig durch so einfache Maßnahmen vorbeugen können.

Wie immer meine Einladung: Probieren geht über Studieren.

Besorgen Sie sich das Buch von Andreas Moritz, warten Sie auf den nächsten abnehmenden Mond, und dann legen Sie los.

Wenn Sie berufstätig sind, sollten Sie den Freitag als letzten Vorbereitungstag wählen und am Abend dann das Bittersalz und die Olivenöl-Grapefruit-Mischung einnehmen. Dann ist der Samstag der Ausscheidungstag, und am Sonntag können Sie sich noch in aller Ruhe erholen, bevor Sie am Montag so frisch wie noch nie in die Arbeit gehen werden.

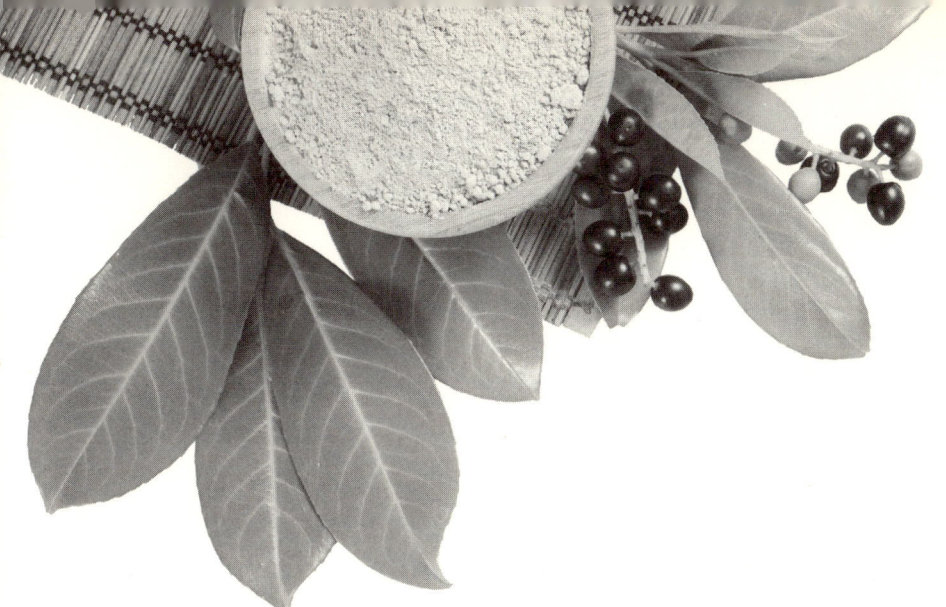

Das Problem der Verpilzung

Hatten Sie schon einmal Fußpilz? Oder einen Scheidenpilz, wenn Sie eine Frau sind?

Und ist Ihnen im Sommer vielleicht auch schon aufgefallen, dass es recht viele Leute gibt, die unter Nagelpilz leiden?

Ich erinnere mich, dass ich mich als Kind stark vor Nagelpilzen geekelt habe und ich wusste, dass das etwas ist, was nur ganz alte Leute haben.

Heute ist das nicht mehr so. Wenn man darauf achtet, tritt das Phänomen sogar schon recht häufig bei Jugendlichen auf, und kleine Mädchen leiden lange vor der ersten Periode schon manchmal unter Scheidenpilzen.

Die westliche Gesellschaft mit all ihren Lebensgewohnheiten ist durch und durch verpilzt. Doch woher kommt der Pilz? Holt man sich den tatsächlich im Schwimmbad?

Natürlich nicht.

Gewisse Mikroorganismen treten nur dann auf den Plan, wenn ein gewisses Milieu herrscht, und ihr Auftreten macht durchaus einen Sinn. Sie sind gekommen, um im Absterben begriffenes oder bereits totes Gewebe abzubauen.

Beobachten Sie einmal bewusst, wie lange es dauert, bis organisches Gewebe in der Natur abgebaut wird. Im Sommer bei warmen Temperaturen ist schon nach wenigen Tagen so gut wie nichts mehr übrig. Aus dem toten Material entsteht wertvolle, fruchtbare Erde. Vor allem Pilze spielen hierbei eine ganz wichtige Rolle, und diejenigen, die die Abfälle auf Ihrem Komposthaufen so fleißig zersetzen, leben bei Weitem nicht nur in diesem.

Wie könnte sonst ein Lebensmittel in einem sauberen, abgeschlossenen Kühlschrank verschimmeln?

Der Pilz kommt nicht von außen

Die Antwort auf diese Frage ist denkbar einfach: Alles, was lebt, trägt den Pilz in inaktiver Form in sich. Das ist es, was uns von unserem Auto unterscheidet. Wenn wir sterben, verrotten wir, und zwar innerhalb kürzester Zeit. Nach dem Tod fällt der pH-Wert im Gewebe radikal nach unten, in erster Linie deswegen, weil die Atmung ausfällt, die einen ganz wichtigen Entsäuerungsfaktor darstellt.

Durch das veränderte Milieu wird der Pilz aktiviert und beginnt, sich exponential zu vermehren, um umgehend mit den Abbauprozessen zu beginnen.

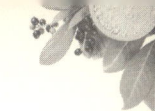

Eigentlich genial, oder?

Um es einmal ganz deutlich auszudrücken: Der Grund, warum es heutzutage in der westlichen Gesellschaft nahezu niemanden mehr gibt, der nicht zumindest gelegentlich ein Pilzproblem hat, ist der, dass wir durch unsere Ernährungs- und Lebensgewohnheiten so stark übersäuert sind, dass der Pilz nicht mehr weiß, ob es schon so weit ist, dass er abbauen muss oder nicht.

Mit einem Pilz kann man sich also nicht anstecken, er ist immer da. Die Frage ist nur, ob er sich vermehren kann oder nicht.

Wenn er sich vermehrt, dann zunächst im Darm, denn dort kommt es am ehesten zu Fäulnisprozessen. Weil unterschiedliche Mikroorganismen sich gegenseitig verdrängen, geht das Pilzwachstum auf Kosten der Darmflora, doch das ist nicht das einzige Problem, das sich ergibt. Wie Sie sicher wissen, ist es überhaupt nicht gesund, verschimmelte Lebensmittel zu essen, und zwar deshalb, weil die meisten Schimmelpilze Gifte produzieren, mit denen sie sich gegenseitig bekämpfen. Diese Toxine sind auch für uns schädlich, denn Sie werden über die Darmschleimhaut resorbiert.

Die ersten Anzeichen für eine Verpilzung sind unspezifische Symptome wie zum Beispiel häufige Müdigkeit oder wechselnde Verdauungsstörungen, also gelegentliche Verstopfung, die mit Durchfällen abwechselt, sowie häufige Blähungen.

Wenn der Pilz auch anderswo auftritt, zum Beispiel eben in der Scheide oder am Fuß, dann ist das ein deutliches Zeichen dafür, dass er bereits in der Blutbahn unterwegs ist. Auf der Haut sind kreisrunde, raue, leicht gerötete Flecken charakteristisch, die häufig auch jucken. Sie heilen von der Mitte heraus ab, das heißt, in der Mitte des Kreises ist oft schon wieder die normale Haut sichtbar, die aber noch von einem geröteten Ring von der restlichen Haut abgegrenzt wird. Diese Art des Pilzbefalls tritt besonders häufig bei Babys und Kleinkindern auf, die schon übersäuert auf die Welt kommen und dann womöglich mit Milchpulverpräparaten und Fertignahrung aus dem Gläschen aufgezogen werden, die armen Würmer.

Einen gesicherten diagnostischen Nachweis liefert die Blutuntersuchung mithilfe der Dunkelfeldmikroskopie. Bei dieser Methode wird im positiven Fall sichtbar, dass das Blut von unzähligen Pilzfäden, die sogenannten Sporen, durchzogen ist, was sich auch auf die Fließeigenschaften des Bluts auswirken kann.

So wird der Pilz ausgeleitet

Die große Frage ist natürlich jetzt, wie wird man den Pilz wieder los, nach Möglichkeit dauerhaft. Selbstverständlich gibt es in der Apotheke diverse Salben und Zäpfchen, aber man kommt schnell drauf, dass die Symptome fast ebenso schnell wieder da sind, wie sie zunächst bei der Behandlung verschwinden. Der Grund ist folgender: Das Lieblingsmilieu der ungeliebten Mitbewohner liegt im leicht sauren Bereich, also unterhalb des normalen Gewebe-pH-Werts. Die pharmazeutischen Mittel sind stark sauer, also noch saurer als der Pilz es aushalten kann, und töten ihn. Wenn sich jedoch nach Absetzen des Mittels das Milieu im Gewebe wieder normalisiert, führt der Weg wieder genau an dem Bereich vorbei, das die optimalsten Vermehrungsbedingungen bietet.

Sehr viel schlauer wäre es, den pH-Wert im Gewebe zu erhöhen, also basisch zu behandeln, beziehungsweise zu entsäuern. Gerade bei Scheidenpilzen sind basische Sitzbäder eine gute Soforthilfe.

Alternative Frauenärzte empfehlen übrigens mittlerweile Spülungen mit Apfelessig, die zwar nicht so giftig sind wie die herkömmlichen Medikamente, ich würde aber trotzdem aus oben erwähntem Grund von der Anwendung abraten. Auch hier haben Sie nämlich das Problem, dass Sie

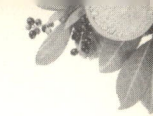

das Gewebe erst stark ansäuern und der anschließende Ausgleich wieder am vom Pilz bevorzugten pH-Wert vorbeiführt.

Wirklich dauerhaft hilft leider nur eine Entsäuerung des gesamten Organismus über einen längeren Zeitraum, ganz egal, an welcher Stelle des Körpers das Problem sichtbar geworden ist. Man spricht von einer Pilzausleitung, die einen Zeitraum von etwa drei Monaten in Anspruch nimmt.

Basische Anwendungen aller Art sowie eine gründliche Darmreinigung sind wertvolle begleitende Maßnahmen. Doch so wirkungsvoll sie sind, bei einem echten Pilzproblem reichen sie leider alleine nicht aus.

Eine Pilzdiät muss sehr konsequent sein

Es bedarf zusätzlich einer strengen Diät mit totalem Verzicht auf Zucker, Hefe, Alkohol, weißes Mehl und Schimmelkäse. Im ersten Monat sollten Sie sogar auf süßes Obst verzichten, erlaubt sind lediglich Zitronen, sehr saure Äpfel oder Grapefruits.

Das klingt hart, und das ist es auch, allerdings nur in der ersten Woche. Da sich der Pilz von diesen Substanzen ernährt und er zunächst noch in großer Zahl in Ihrem Organismus vertreten ist, werden Sie ein extremes Verlangen verspüren, das durchaus mit Entzugssymptomen vergleichbar ist. Die Sucht nach Zucker ist tatsächlich eine solche, und sie ist stärker als manch andere. Übrigens ist sie ein Hinweis auf eine Pilzbelastung, da der Körper von sich aus nicht nach Zucker verlangt, weil er ein Zellgift ist. Wir brauchen zwar Kohlenhydrate, aber keinen raffinierten Zucker, der schadet nur.

Ich weiß von meinen Klienten, dass sie meistens in der ersten Zeit der Ausleitung ziemlich schlecht gelaunt sind. Nach etwa einer Woche wird es aber deutlich leichter, denn die Zahl der lästigen Mikroorganismen beginnt zu sinken und damit auch der Heißhunger auf deren Lieblingsnahrung. Außerdem fangen die positiven Effekte der Ausleitung an, spürbar zu werden. Man fühlt sich vitaler und leistungsfähiger.

Auch wenn es schwerfällt, vor allem weil es im Supermarkt fast nichts zu kaufen gibt, in dem kein Zucker enthalten ist, bleiben Sie unbedingt konsequent, Sie erzielen sonst keinen Effekt. Der Plan ist es, den Pilz auszuhungern, und das wird nicht gelingen, wenn Sie ihm regelmäßig eine Kleinigkeit zu essen geben. Sie ziehen den Prozess damit nur unnötig in die Länge und quälen sich selbst, weil auch Ihr Verlangen so nicht nachlassen wird.

Der Verzicht auf Hefe klingt übrigens schlimmer, als er ist, weil eigentlich in jedem Laden hefefreies Brot oder Sauerteigbrot erhältlich ist. Auf Pizza müssen Sie jedoch verzichten.

Das Alkoholverbot besteht deswegen, weil der Alkohol genauso verstoffwechselt wird wie der Zucker, das heißt, dem Pilz ist es vollkommen egal, ob er Alkohol oder Zucker bekommt. Im Schimmelkäse sind die Organismen, die Sie eigentlich loswerden wollen, direkt enthalten, deswegen ist auch er verboten.

Die Pilzausleitung dauert in der Regel drei Monate

Diesen strengen Verzicht gilt es drei Monate lang einzuhalten, wobei Sie wie gesagt nach dem ersten Monat wieder langsam steigernd süßere Obstsorten zu sich nehmen dürfen. Vermehrt zu sich nehmen sollten Sie alles, was zum Ausgleich des Säure-Basen-Haushalts beiträgt, also viel Gemüse, Vollwertgetreide und frische Kräuter. Vor allem stark aromatische Lebensmittel hasst der Pilz. Mit Zwiebel, Knoblauch und Ingwer können Sie es also nicht übertreiben. Aus der süßen Richtung ist der Zimt erlaubt, allerdings können höhere Dosen davon nervös machen, probieren Sie aus, wie viel Ihnen guttut.

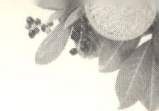

Ergänzen sollten Sie Ihre Diät dadurch, dass Sie die Ausscheidung durch Einläufe und basische Bäder ankurbeln. Wenn Sie wollen, können Sie sich auch Teebaumöl- oder Grapefruitkernkapseln besorgen, denn sie bringen zusätzliche Unterstützung.

Wirklich sehr, sehr schwer ist es, einen einmal vorhandenen Nagelpilz wieder loszuwerden. Nachdem es bis zu einem Jahr dauern kann, bis ein Nagel komplett nachgewachsen ist, müsste über diesen gesamten Zeitraum der Säure-Basen-Haushalt des Körpers ausgeglichen bleiben.

Die gute Nachricht ist jedoch, wenn Sie einmal eine solche Pilzdiät gemacht haben, wird Ihr Geschmackssinn nicht mehr der gleiche sein. Vor meiner ersten Ausleitung habe ich sehr viele zuckerhaltige Getränke zu mir genommen, wie zum Beispiel Eistee und Limonaden. Auch heißen Tee habe ich stark gezuckert. Nachher konnte ich das nie wieder hinunterbringen und trinke seither nur Wasser. Auch genascht wird viel weniger. In Kombination mit meinen regelmäßigen Bädern und der Darm- und Leberreinigung zweimal im Jahr musste ich nie wieder eine Pilzausleitung machen, auch wenn ich mir durchaus auch ab und zu ein Eis, ein paar Knabbereien oder ein Glas Wein gönne.

Habe ich schon erwähnt, dass ich überhaupt kein Freund von ständiger Askese bin? Auch Genuss gehört zum Leben, allerdings bewusst und mit Maß und Ziel.

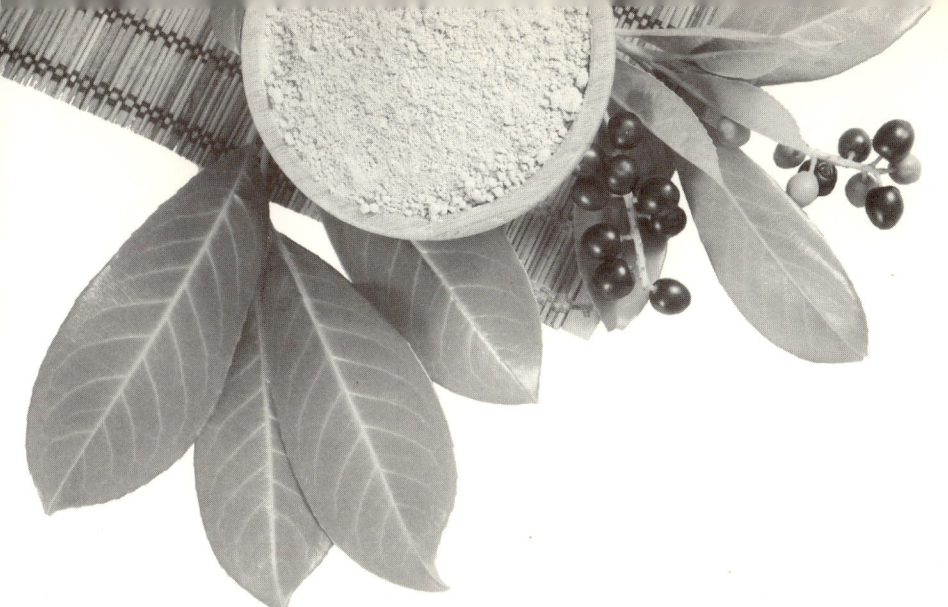

Nebenwirkungen vermeiden

Jede Form der Entgiftung kann immer auch Nebenwirkungen haben, weil die Stoffe, die im Bindegewebe abgelagert sind, zwar über kurz oder lang auch Probleme machen können, in der Zwischenzeit dort aber ganz gut aufgehoben sind. Werden Maßnahmen ergriffen, sie herauszulösen, sind sie zunächst einmal im Blut unterwegs, bevor sie ausgeschieden werden können. Geht das nicht schnell genug, wirkt sich der verschobene Blut-pH Wert natürlich aus. Es kann zu Kopfschmerzen oder Schwindel kommen, im allerschlimmsten Fall sogar zum Herzinfarkt.

Vielleicht haben Sie die traurige Geschichte des deutschen Moderators Dirk Bach verfolgt. Er nahm sehr stark ab und verstarb kurz darauf. Ich erinnere mich, dass eine meiner wichtigsten Lehrerinnen in Sachen

Entgiftung einmal Folgendes in einem Seminar sagte: »*Wenn ihr euren Mann jahrzehntelang gut gefüttert habt und er euch dann zu dick wird, solltet ihr in nur fasten lassen und zum Joggen schicken, wenn ihr ihn wirklich nicht mehr haben wollt und er eine gute Lebensversicherung hat. Es kann nämlich gut sein, dass er das nicht überlebt.*«

Ein weiterer ihrer Grundsätze war nämlich: »*Man muss deutlich mit den Leuten reden, sonst hören sie gar nicht zu, und merken tun sie sich erst recht nichts.*«

Nun, sie hatte zumindest insofern recht, als ich nie wieder vergessen werde, dass man beim Entgiften vorsichtig sein muss.

Bei der Ausscheidung anzusetzen vermeidet Nebenwirkungen

Das ist der Grund, warum ich nur Methoden anwende und weiterempfehle, die bei der Ausscheidung ansetzen. Zu schwerwiegenden Nebenwirkungen kann es nämlich nur dann kommen, wenn hauptsächlich oder sogar ausschließlich an der Mobilisierung der Stoffe aus dem Gewebe angesetzt wird. Wenn also gefastet oder untrainiert mit dem Sporteln begonnen wird, der Darm aber nach wie vor verstopft ist, genauso wie die Poren der falsch gepflegten Haut, und womöglich obendrein Elektrolytgetränke anstatt Wasser getrunken werden, wo sollen die Stoffe denn dann hin? Kein Wunder, dass es hier zu Problemen kommt.

Selbst mit Entschlackungstees muss man vorsichtig umgehen, weil die darin enthaltenen Stoffe mehr Säuren aus dem Gewebe herauslösen können, als über den Harntrakt umgehend ausgeschieden werden kann.

Wenn Sie Ihre Entgiftung auf diese Art ergänzen wollen, fangen Sie vorsichtig mit einer Tasse am Tag an und erhöhen Sie dann langsam die Dosis.

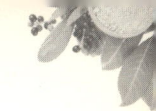

Von den Tees als alleinige Maßnahme rate ich ab.

Mit den basischen Bädern und den Einläufen gehen Sie genau den umgekehrten Weg. Sie geben dem Körper die Möglichkeit, Stoffe auszuscheiden, und er kann genau in seinem Tempo nachmobilisieren. Am schonendsten sind Sie dann unterwegs, wenn Sie die Maßnahmen sukzessive steigern, also mit Fußbädern beginnen, dann zu Vollbädern übergehen und immer erst dann die Häufigkeit erhöhen, wenn Sie sich gut mit der bisherigen fühlen. Nachdem Sie etwa drei Wochen gebadet haben, können Sie problemlos mit den Einläufen beginnen, und erst wenn Sie eine komplette Darmreinigung abgeschlossen haben, würde ich eine Leberreinigung empfehlen.

All diese Maßnahmen wirken auch dann, wenn Sie Ihre Ernährung nicht umstellen. Wenn Sie es allerdings tun wollen, würde ich auch das langsam angehen. Schritt für Schritt und immer erst dann den nächsten Schritt setzen, wenn alle vorherigen gut vertragen wurden. Keinesfalls sollten Sie Hunger leiden, sondern zunächst die ungesunden Nahrungsmittel durch gesunde ersetzen und nicht so sehr die Menge reduzieren.

Auch eventuelle sportliche Betätigungen bitte unbedingt dem Trainingszustand anpassen und ganz gemächlich steigern. Vor allem wenn der Sport zu Entgiftungszwecken betrieben wird, empfiehlt es sich, im aeroben Bereich zu bleiben. Also bei mäßiger Pulserhöhung und so, dass man sich dabei auch noch unterhalten könnte und lange durchhalten kann. Nur in den ersten Minuten gehen Sie eventuell eine sogenannte Sauerstoffschuld ein, das heißt, Sie bemerken vorübergehend eine leichte Kurzatmigkeit. Sehr schnell gewöhnen Sie sich aber an die Bewegung, finden Ihren Atemrhythmus und haben das Gefühl, ewig so weitermachen zu können.

Wenn Sie sich nämlich überfordern, wird in Ihren Muskeln Milchsäure produziert, und Sie bewirken genau das Gegenteil von dem, was Sie wollten. Anstatt zu entsäuern, übersäuern Sie, und in Kombination mit den sauren Schlackenstoffen, die mobilisiert werden, kann das durchaus unangenehm sein.

Jede Umstellung Schritt für Schritt vornehmen

Natürlich können Sie immer ganz nach Gefühl entscheiden. Man kennt sich ja selbst am besten. Wenn Sie jung und gesund sind, können Sie auch mehr Gas geben. Das, was ich weitergebe, muss jedoch für jeden problemlos durchführbar sein. Auch für ältere Menschen oder solche, die schon Symptome haben. Mit den basischen Anwendungen und den Wassereinläufen sind Sie stets auf der sicheren Seite.

Wenn Sie unbedingt fasten wollen, sollten Sie keinesfalls auf Einläufe verzichten und zusätzlich Gemüsesäfte trinken, um die Mineralstoffversorgung zu gewährleisten. Selbstverständlich können Sie aus vertrauenswürdiger Quelle auch zu mineralstoffhältigen Nahrungsergänzungsmitteln greifen, wie zum Beispiel die bereits von mir erwähnte *Basenkraft* der Firma E&M oder die *Wurzelkraft* der Firma Jentschura.

Sollten die klassischen Nebenwirkungen wie Schwindel, Kopfschmerzen oder Übelkeit auftreten, haben Sie zwei Möglichkeiten, mit der Situation umzugehen. Entweder Sie reduzieren die Maßnahmen so lange, bis Sie sie gut vertragen, und steigern sie dann langsam wieder. Oder Sie wählen die Möglichkeit, die Ausscheidung noch zu steigern, den Körper mit Mineralstoffgaben zu unterstützen und so zu bewirken, dass Sie durch die unangenehme Phase einfach ganz schnell durch sind.

Natürlich nur, sofern Sie sich das zumuten wollen und können und wenn die Beschwerden in einem Bereich sind, der leicht auszuhalten ist. Ihr Gefühl wird es Ihnen sagen. Insgesamt sollte der Prozess nicht allzu unangenehm sein, weil es Ihnen sonst sehr schwerfallen wird, ihn zu einem anderen Zeitpunkt zu wiederholen.

Keine gute Idee ist es, an dieser Stelle abzubrechen, denn genau die auftretenden Nebenwirkungen zeigen ja deutlich, dass viele Stoffe im Gewebe abgelagert sind, die dort nicht hingehören. Leider ist das die häufigste Konsequenz, die gezogen wird, weil die Leute einfach nicht ausreichend informiert sind. Ich habe diesbezüglich schon ziemlich viele Geschichten gehört. So hat mir eine Frau erzählt, dass sie sich vegan ernähren wollte, aber es sei ihr nur noch schwindlig gewesen. Sie habe dann schnell gesehen, dass das alles nur neumodischer Humbug ist, der einem eigentlich gar nicht guttut.

Meinen kurzen Versuch, ihr zu erklären, was hier eigentlich passiert ist, habe ich gleich wieder eingestellt, sie wollte es einfach nicht hören. Vermutlich wäre es ihr blendend ergangen, wenn sie einfach nur das eine oder andere Basenbad dazu gemacht hätte, das die Schlackenstoffe, die allein durch die Ernährungsumstellung mobilisiert wurden, herausgezogen hätte. Durch die Rückkehr zu ihren ungesunden Gewohnheiten wurden sie wieder eingelagert, und sie fühlte sich auch gut. Beziehungsweise glaubte sie es, weil sie die Art von Gutfühlen, in deren Genuss man nach einer gründlichen Entgiftung kommt, einfach nicht kannte.

Missioniersversuche bringen aber nichts, damit macht man sich nur unbeliebt. Die beste Möglichkeit, anderen zu helfen, ist das einfache Vorleben. Und wenn dann ganz von allein die Fragen kommen wie: »*Sag, wie machst du das eigentlich ...?*«, wird die Antwort auf fruchtbaren Boden fallen.

Erstverschlimmerung versus Nebenwirkungen

Erscheinungen, die beim Entschlacken ebenfalls auftreten können, würde ich eigentlich nicht als Nebenwirkungen, sondern eher als Erstverschlimmerung bezeichnen. Das sind Beschwerden, die der Betroffene schon hat oder irgendwann früher in seinem Leben einmal hatte. Im Zuge von diversen alternativen Therapien und auch beim Entsäuern können sie kurz und vielleicht sogar verstärkt wieder aufflammen, bevor sie dann in der Regel für immer verschwinden.

Das kann sich zwar im Moment unangenehm anfühlen, ist aber absolut als positives Zeichen zu werten, weil sich damit zeigt, dass die Symptomatik mit der vorhandenen Verschlackung zusammenhängt und man mit den ergriffenen Maßnahmen genau an der Ursache dran ist.

Ein Fall, der in diesem Zusammenhang sogar mich überraschte, betraf einen jungen Mann mit etwa 30 Jahren. Ich behandelte ihn wegen seiner Allergie, und er führte zu Hause die Entgiftungsmaßnahmen durch. Plötzlich bekam er an drei Tagen hintereinander heftiges Nasenbluten.

Natürlich machte er sich Sorgen und rief mich sofort an. Mich interessierte als Erstes, ob er dieses Nasenbluten kannte, denn nur dann konnten wir davon ausgehen, dass es sich hier um eine kurzzeitige Erstverschlimmerung handelte. Er sagte, so etwas habe er nie gehabt.

Am nächsten Tag rief er mich aber noch einmal an und berichtete mir, dass er seine Mutter gefragt hätte, und die hätte sich erinnert, dass er in der Volksschule regelmäßig stark aus der Nase geblutet hatte. So konnte ich ihn dann also beruhigen, und das Bluten trat tatsächlich nie wieder auf.

Recht häufig verschlimmern sich am Anfang der Entgiftung Kopf- und Gelenkschmerzen und auch Verdauungsstörungen. Ich erinnere mich, dass ich selbst nach drei Tagen völlig verzweifelt bei meiner damaligen Therapeutin anrief, weil mein Durchfall gar nicht mehr aufhören wollte.

Gerade in solchen Fällen wie meinem kann eine solche Erstverschlimmerung schon sehr unangenehm sein. Wenn man überhaupt nur deswegen die Bereitschaft aufgebracht hat, etwas zu tun, weil man die ohnehin schon starken Beschwerden nicht mehr auszuhalten glaubte, kann man sogar Panik bekommen, wenn trotz der Bemühungen zunächst eine Ver-

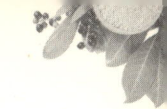

schlechterung eintritt. Doch es geht hier nur um ein paar wenige Tage, die man einfach durchhalten muss. Was so schlimm aussieht, zeigt einfach nur deutlich, dass der eingeschlagene Weg goldrichtig ist.

So war es auch bei mir. Hätte ich das damals gewusst, hätte ich meinen Durchfall vielleicht sogar genossen, denn ich hatte seither eigentlich so gut wie nie wieder einen. Nicht einmal an eine Darmgrippe kann ich mich erinnern, und das in 15 Jahren. Was ich damals nie für möglich gehalten hätte, wurde war: Innerhalb weniger Wochen erholte sich mein Darm nach vorherigem 13-jährigem Martyrium vollständig.

Da nimmt man doch ein paar Tage Erstverschlimmerung gerne in Kauf. Nur wissen muss man es.

Ein Fußbad und ein Glas Wasser als Soforthilfe

Bei Gelenkserkrankungen ist es in der Regel so, dass ein Teil der Schmerzen durch die Einlagerung der Schlacken in das Gelenk hervorgerufen wird. Chemisch handelt es sich um Salze mit Kristallform, die die extrem empfindliche Gelenkshaut von innen reizen. Nicht nur beim Einlagern, sondern auch beim Mobilisieren können hier Schmerzen entstehen, aber auch die gehen vorbei. Über die Ursachen der häufigsten Krankheitssymptome und wie man lernt, sie zu deuten, habe ich in meinem letzten Buch *Körperwissen einmal anders* geschrieben, vielleicht schauen Sie mal rein, es lohnt sich.

Sie können sich jedenfalls merken, dass alles, was durch das Entgiften vorübergehend schlimmer wird, anschließend gelindert oder verschwunden sein kann. Brechen Sie hier nicht ab, sondern entscheiden Sie sich für eine der beiden oben beschriebenen Möglichkeiten: Gas geben und durch oder ganz vorsichtig dosieren, langsam steigern, nichtsdestotrotz aber konsequent dranbleiben.

Als Soforthilfe eignet sich übrigens immer ein basisches Fußbad, ein Spaziergang an der frischen Luft oder das Trinken eines großen Glases Wasser, egal, ob Sie unter Nebenwirkungen oder Erstverschlimmerung leiden.

Machen Sie sich insgesamt bitte keine allzu großen Sorgen. Es war mir wichtig, Sie gründlich aufzuklären, doch wie gesagt, in der Regel entstehen sämtliche Beschwerden im Zusammenhang mit dem Entgiften dadurch, dass mobilisierte Stoffe nicht schnell genug ausgeschieden werden können. Mit den in diesem Buch beschriebenen Methoden setzen Sie bei der Ausscheidung an und bleiben mit extrem hoher Wahrscheinlichkeit von all dem Erwähnten vollständig verschont.

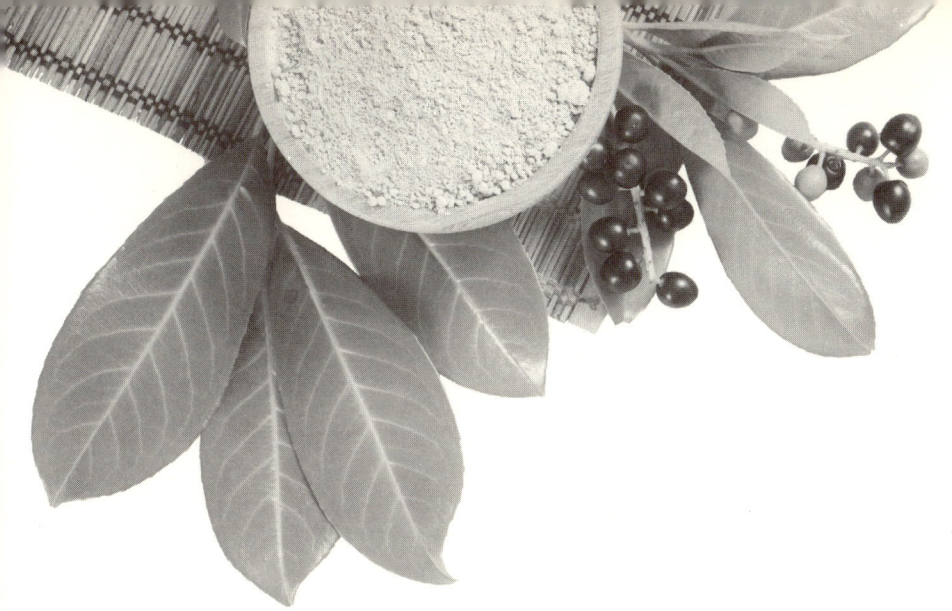

Die körperlichen Auswirkungen des Entschlackens

Nach dem, was Sie bisher schon gelesen haben, haben Sie schon einen recht ausführlichen Einblick erhalten, worauf sich eine Verschlackung des Darms und des Bindegewebes auswirken kann. Ebenso umfangreich sind die positiven Effekte einer inneren Reinigung des Körpers.

Um es in der Kürze zu sagen: Durch die Befreiung des Bindegewebes und des Darms von Stoffen, die dort teilweise schon jahrzehntelang eingelagert sind, stellen Sie die Grundvoraussetzungen für Ihre Gesundheit wieder her. Sie ermöglichen es Ihrem Körper, sich selbst auszubalancieren und notwendige Regulationen wieder vornehmen zu können. Sie kehren zurück zu Ihrem Ursprungszustand.

Wenn es Ihnen so geht wie mir, dann werden Sie sich so fühlen, wie Sie es niemals zuvor gekannt haben oder wie Sie sich zumindest nicht erinnern können. Sie können ein beschwerdefreies Leben führen und alles, was Sie tun, genießen. Sie werden Ihren Körper wieder als Freund wahrnehmen und verstehen können, was er Ihnen sagen will. Auch ohne dass er Sie mit irgendwelchen Symptomen »anschreit«. Sie werden ein Gefühl dafür bekommen, dass Sie keineswegs mit spätestens 80 oder 90 Jahren unweigerlich sterben müssen und davor mit jedem Jahr an Lebenskraft einbüßen müssen.

Sie können etwas tun. Sie können entscheiden, wie Sie leben wollen.

An so viele kleinere und größere Beschwerden hat man sich im Lauf der Jahre gewöhnt und nimmt sie gar nicht mehr wahr. Wenn Sie plötzlich verschwunden sind, ist man verblüfft und kann es kaum glauben. Ich lade Sie ein, sich die Zeit zu nehmen, einmal für einige Tage aufmerksam Ihren Körper zu beobachten, bevor Sie in die Entgiftung gehen. Nämlich deswegen, weil jede noch so kleine Symptomatik, die sich plötzlich in Luft auflöst, ungemein motivierend ist.

Zuerst möchte ich Ihnen noch einmal von mir selbst erzählen. Ich litt an schweren Herzrhythmusstörungen, die mich so in Panik versetzten, dass ich Durchfall bekam und sich schnell auch eine schwere chronische Dickdarmentzündung entwickelte. Ständig hatte ich Herzrasen und Stolpern, schlimme Bauchschmerzen mit explosionsartigen Darmentleerungen und dazu noch schwere Panikstörungen und Depressionen. Die Beschwerden schaukelten sich gegenseitig auf, und es schien keinen Ausweg zu geben. In meinem ersten Buch *Der Kreis hat sich geschlossen oder das unendliche Glück*, das noch unter meinem früheren Namen Alexandra Stelzer erschienen ist, habe ich meinen Weg aus der Krankheit heraus auf sehr persönliche Art beschrieben.

Eine richtige Geistheilerin war die Erste, die mir helfen konnte, in erster Linie dadurch, dass sie mir aus der Opferhaltung heraushalf und mir eine andere Einstellung dem Leben gegenüber vermittelte. Es ging mir innerhalb weniger Monate um vieles besser, aber immer noch hatte ich gelegentliche Rhythmusstörungen und Kreislaufprobleme mit Durchfällen, vor allem nachts und dann, wenn etwas nicht dem normalen Ablauf entsprach. Die meiste Zeit ging es mir gut, kein Vergleich zu den Jahren davor, aber wenn mein Mann zum Beispiel in der Nacht von einer Geschäftsreise nach Hause kam, verbrachte ich die restliche Zeit bis zum Morgen im Badezimmer. Ich hatte die Nase gestrichen voll davon und ich hatte Blut geleckt, denn wenn ich innerhalb so kurzer Zeit eine so eklatante Besserung erfahren hatte, musste es auch möglich sein, ganz gesund zu werden.

Das war der Grund, warum ich weitersuchte, und als ich die Entgiftung schließlich fand, wehrte ich mich noch ein bisschen, auch das habe ich ja schon erzählt.

Hinter den größten Widerständen liegt das größte Heilungspotenzial

Gerade hinter den größten Widerständen liegt das größte Heilungspotenzial, und so war es auch bei mir. Es verschwand nicht nur der Rest meiner langjährigen Symptomatik, es verschwanden auch Dinge, die ich gar nicht bemerkt hatte, weil mein Fokus stets auf meinem Darm und meinem Herzen lag.

Wenn ich mich richtig erinnere, habe ich damals zunächst einige Monate etwa dreimal wöchentlich basische Bäder durchgeführt, dann zwei komplette Darmreinigungen gemacht, bevor ich die dritte nach dem Zusammentreffen mit dem Kollegen meines Mannes schließlich mit einer

Leberreinigung kombinierte. Es folgten drei weitere, bevor ich eine längere Pause machte, weil ich keinen weiteren Effekt mehr verspürte. Ich fühlte mich einfach rundum großartig und wollte nach fast einem Jahr zunächst einmal nur genießen, was ich erreicht hatte.

Ich hatte es tatsächlich geschafft, ich war total gesund, und das, obwohl ich von Geburt an einen angeborenen Herzfehler habe. Da gab es keine Rhythmusstörungen mehr, und ich konnte unglaublicherweise alles essen. Ein Jahr zuvor hätte ich nach einem klitzekleinen Stückchen Rucola im Salat ein stundenlanges Desaster erlebt, jetzt konnte ich eine ganze Schüssel davon verdrücken und fühlte mich blendend. Ich hatte auch keine Blähungen mehr, war nicht mehr müde und fand unglaublichen Spaß daran, mich zu bewegen. So vieles, was vorher ein unangenehmer Kraftakt gewesen war, wie zum Beispiel das tägliche Stallausmisten, ging mir plötzlich ganz leicht von der Hand. Mir taten die Füße nicht mehr weh, wenn ich länger stand oder die Treppen hinauflief, und ich fror viel weniger. Meine Regel war nur noch halb so lang und halb so stark wie früher und schmerzte nicht mehr, mein Schweiß war völlig geruchlos und floss nicht mehr in Strömen, und ich hatte nicht mehr ständig das Gefühl, Mundgeruch zu haben. Außerdem bekam ich keinen Sonnenbrand mehr, der nicht wie vielfach angenommen allein durch die Aggressivität der Sonne entsteht, sondern durch das Zusammenwirken mit den aggressiven Körperausscheidungen. Selbstverständlich sah ich auch ganz anders aus und bekam viele Komplimente, weil ich einen so frischen Eindruck machte. Gerade von mir war man das ja nicht gewöhnt ...

Das Ganze liegt jetzt doch schon mehr als zehn Jahre zurück, und es geht mir immer noch blendend. Dabei lebe ich alles andere als asketisch, ich halte mich nur an ein paar wenige Dinge, was mir aber überhaupt nicht schwerfällt. Meine Ernährung ist vegetarisch, und ich trinke abgesehen von einem gelegentlichen Glas Wein am Abend nur reines Wasser, und zwar in ausreichender Menge. Etwa einmal in der Woche versuche ich, ein basisches Vollbad zu machen, wenn es ganz stressig ist, schiebe ich ein zusätzliches Fußbad ein. Zweimal im Jahr gibt es eine Darm- und Leberreinigung. Das ist alles.

Ja, Sie haben richtig gehört, wenn ich unter besonderem Druck stehe, helfe ich meinem Körper besonders, denn dann braucht er die Unterstützung am allerdringendsten. Leider halten es die meisten Leute umgekehrt.

Mein Mann hat eine ähnlich beeindruckende Geschichte hinter sich. Als wir uns kennenlernten, litt er immer noch an den Folgen einer intensiven Jugendzeit mit viel Alkohol und Drogenexperimenten. Dazu hatte er über Jahre täglich Cola getrunken. Die Folgen davon waren vielfältig und nachhaltig. Er hatte einen viel zu hohen Blutdruck, eine chronische Magenschleimhautentzündung und mindestens einmal wöchentlich eine schwere Migräneattacke, dazu Übergewicht und einen nahezu komplett zerstörten Zahnschmelz, sodass er überhaupt kein Obst essen konnte und auch sonst beim Essen sehr viel Schmerzen hatte. Über viele Jahre konsumierte er Schmerzmittel, Blutdruckmedikamente und Säurehemmer für den Magen.

Auch ihm gelang es, mithilfe der Bäder sowie Darm- und Leberreinigungen wieder ein gesundes Leben ganz ohne Medikamente zu führen.

Nur zwei Monate nachdem wir uns kennengelernt hatten, führten wir unsere erste gemeinsame Leberreinigung durch. Das war sehr mutig, weil wir nur eine Toilette im Haus hatten, aber es hat gut geklappt. Irgendwie romantisch war es auch, mit grummelnden Därmen Hand in Hand einzuschlafen. Wir wussten, dass uns dieses Erlebnis verbinden würde.

Mittlerweile begleitet er mich oft auf meinen Vorträgen und erzählt Interessierten gerne auch von seinen Erfahrungen. Gerade Männer scheuen sich ja oft besonders vor den Darmspülungen und lassen sich lieber von einem Geschlechtsgenossen davon berichten als von mir.

Fantastische Wirkungen auch bei schlimmen Erkrankungen

Auch die meisten meiner Klienten sind zu echten Einlauf- und Bade-Fans geworden und berichten mir täglich von den positiven Effekten. Erst vorgestern erzählte mir eine junge Mutter ganz erstaunt, dass nach nur zwei Wochen mit je zwei basischen Vollbädern bereits ihr Heißhunger auf Chips verschwunden wäre.

Fantastische Auswirkungen ergeben sich auch für das Hautbild. Was allein die Bäder bei Akne, Ausschlägen, Neurodermitis oder Schuppenflechte bewirken können, ist fantastisch. In Kombination mit der Leberreinigung tritt dann so manche »Wunderheilung« auf.

Weiter hinten im Buch habe ich auch noch ein Kapitel dem Thema *Entgiften bei Krebs* gewidmet. Da diese Erkrankung ein Ausdruck einer schlimmen Toxizitätskrise ist, sind die entgiftenden Maßnahmen hier besonders wichtig und zeigen erstaunliche Wirkungen. Es ist wirklich beeindruckend, welche Heilungskräfte der Körper mobilisieren kann, wenn man ihn lässt, und aus welch hoffnungslos scheinenden Zuständen er sich befreien kann.

Es gibt für mich überhaupt keine Beschwerden, bei denen ich nicht zu einer Entgiftung raten würde. Nicht einmal rein seelische. Warum, darauf werde ich im folgenden Kapitel noch eingehen. In der heutigen Zeit sind eigentlich alle Beschwerden zumindest unter anderem von Geweberverschlackung verursacht worden. Sehr viele von ihnen sogar nahezu ausschließlich. Ich schwöre einfach auf die Maßnahmen, von denen ich Ihnen in diesem Buch berichte, nicht nur aufgrund meiner ganz persönlichen Erfahrungen, sondern noch viel mehr deswegen, weil ich in den vergangenen elf Jahren so vielen Menschen damit helfen konnte. Und das, obwohl die meisten von ihnen mich nur aufgesucht hatten, weil sie jahrelang von einem Arzt zum nächsten gelaufen waren und keine Hilfe gefunden hatten. Etliche von ihnen hatten gehört, dass man bei ihren Beschwerden absolut nichts machen könnte.

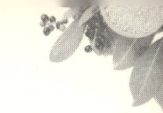

Jede Symptomatik kann durch gründliches Entgiften gelindert werden. Etliche können sogar ganz verschwinden. Bei angeborenen genetischen Defekten werden zumindest die vielen unangenehmen Begleiterscheinungen verringert.

Unbedingt zu erwähnen ist hier natürlich auch noch die Verlangsamung des Alterungsprozesses. Übersäuerung führt dazu, dass die Mineralstoffdepots des Körpers entleert werden. Mit dem Entschlacken beugen Sie dem Verlust Ihrer Haare und Zähne effektiv vor und erhalten sich länger ein frisches Hautbild.

All jenen unter meinen Klienten, die die anfänglichen Hürden überwinden konnten, sind die Einläufe zu einer lieben Gewohnheit geworden beziehungsweise zu einer hoch geschätzten Selbsthilfemaßnahme, wenn Not am Mann ist, zum Beispiel weil eine Infektion ansteht. Die basischen Bäder möchte ohnehin keiner von ihnen mehr missen.

Der Aufwand dieser Maßnahmen steht mit dem Effekt in keinem Verhältnis.

Das erscheint zunächst unglaublich, doch bei näherem Hinsehen ist es eigentlich recht logisch und fast schon unwirklich, dass man so lange geglaubt hat und immer noch glaubt, Gesundheit erreiche man dadurch, den Körper mit ihm fremden, chemischen Mitteln zu vergiften. Umso mehr, je schlechter sein Zustand ohnehin schon ist.

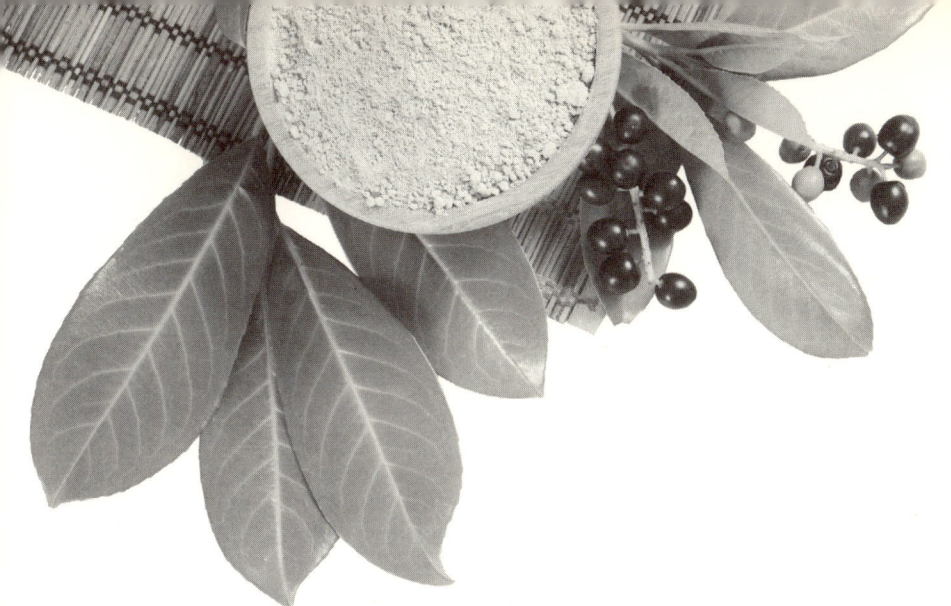

Die seelisch-geistigen Auswirkungen des Entschlackens

In diesem Buch rede ich für meine Verhältnisse ganz ungewohnt viel über den Körper, wo es mir doch sonst immer so wichtig ist, die Dinge von mehreren Ebenen her anzugehen. Man könnte tatsächlich glauben, dass es bei der Entgiftung nur um die materielle Ebene geht, doch das ist nicht der Fall.

Mir war das selbst nicht klar, bevor ich durch meine erste Reinigung ging. Dann stellte ich überrascht fest, dass sich das, was ich da tat, bei Weitem nicht nur auf meinen Organismus auswirkte, sondern mich auch seelisch erleichterte und meinen Geist weitete.

In der Heilung geht es immer um das Loslassen, und genau dieses Loslassen schaffen Seele und Geist sehr viel schwerer als der Körper. Dass sich Seele und Geist so sträuben, ist neben den Lebensbedingungen wahrscheinlich der wichtigste Hauptgrund dafür, dass in unser Gewebe gar so viel eingelagert wird.

Es muss sich ja irgendwo spiegeln, dass wir nichts hergeben wollen. Alles, was existiert, findet auch auf anderen Ebenen seine Entsprechungen.

Dass wir fast alle zu wenig Wasser trinken, zeigt auf, dass der natürliche Lebensfluss in unserem Leben fehlt. Der englische Begriff *Flow* bezeichnet einen Zustand, in dem man mit allem verbunden ist, voll im Hier und Jetzt in dem aufgeht, was man gerade tut, und dabei Zeit und Raum vergisst. Ein Zustand, in dem Künstler ihre Werke erschaffen und Kinder spielen. Nichts ist mühsam, man hat das Gefühl, alles fügt sich und geht von alleine.

Wann waren Sie zuletzt im Flow?

Wie sollen wir im Flow sein, wenn unsere Körper hoffnungslos dehydriert und verstopft sind?

Alles ist mit allem verbunden, und alles wirkt sich auf alles aus.

Im Fluss zu sein bedeutet, Energie aufzunehmen und wieder abzugeben, immer im Wechsel, wie der Atem.

Das gilt für jede Form von Energie, auch mit Geld sollten wir zum Beispiel so verfahren. Locker annehmen und weitergeben. Mit Wissen, mit Liebe, mit Nahrung ebenso.

Doch ständig stellen wir uns irgendwie gegen diesen Fluss, fühlen uns zum Beispiel schlecht, wenn wir Geld ausgeben, wenn wir Geschenke annehmen oder wenn wir unser wertvolles Wissen preisgeben. Wen wir lieben, darf auch nicht jeder wissen. Nicht einmal Groll lassen wir los, wo kämen wir da hin, wenn wir nicht böse wären, wo man so etwas doch einfach wirklich nicht tut.

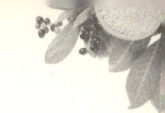

Der Einzige, dem wir damit jemals geschadet haben, sind wir selbst. Wir belasten unsere Seele damit, unseren Geist und unseren Körper, denn der muss die Blockaden der anderen beiden Ebenen wohl oder übel materialisieren. Auch das geschieht übrigens zu unserem Besten, denn so steigt die Chance, dass wir merken, was hier eigentlich passiert.

Seele und Geist mit dem Körper zeigen, wie Loslassen geht

Die gute Nachricht ist, dass diese gegenseitige Beeinflussung keine Einbahnstraße ist. Sie funktioniert auch umgekehrt.

Entgiften bedeutet, Seele und Geist zu zeigen, wie Loslassen geht, damit die beiden mitmachen können.

Das tun sie dann auch bereitwillig.

Auch wenn Sie es bisher vielleicht nicht bemerkt haben, ich habe Ihnen Möglichkeiten vorgestellt, mit denen Sie weit mehr anfangen können, als Ihre körperliche Befindlichkeit zu verbessern.

Sie können womöglich uralte Traumen endlich verabschieden, weil mit dem Ausschwemmen der eingelagerten Stoffe auch die damit verbundene Energie Ihr System verlassen wird. Gerade in Zeiten seelischer Verletzung ziehen wir uns energetisch zusammen und lagern noch mehr Stoffe ein als in der übrigen Zeit. Mit all den Schlacken tragen wir auch die daran gebundenen Informationen spazieren.

Genau aus dem gleichen Grund kann es Ihnen durch das Entgiften vielleicht auch leichter fallen, sich selbst und anderen vermeintliche Fehler zu vergeben. Die Last könnte einfach nicht mehr spürbar sein.

Sie können damit Türen öffnen, durch die Ihre lang gehegten Träume und Ideen herauskommen können. Sie können endlich aussprechen, was schon lange gesagt gehört, tun, was Sie schon immer tun wollten. Sie werden ungeahnte Lösungen für Probleme finden und sich fragen, warum Sie nicht schon längst darauf gekommen sind.

Vielleicht werden Sie Lust bekommen, auch in Ihrer Wohnung auszumisten und Platz zu schaffen. Die längst fällige Trennung vollziehen oder sich richtig auf Ihren Partner einlassen können. Selbst Dinge, die Sie scheinbar gar nicht beeinflussen können, können sich verändern. Zum Beispiel können Gegenstände wieder auftauchen und andere verschwinden, Personen können sich wieder melden, sich plötzlich anders verhalten oder überhaupt erst von irgendwoher in Ihr Leben treten.

Lassen Sie sich von den Wirkungen überraschen

Ich habe damals mein erstes Buch geschrieben.

Lassen Sie sich überraschen, in jedem Fall wird etwas passieren. Und in jedem Fall wird es gut sein.

Es ist, als würde man einen Stöpsel herausziehen und all das zu fließen beginnen, was davor stagniert hat.

Aus meiner Sicht wirken sich hier die Einläufe ganz besonders aus, gerade deshalb, weil sie im Vorfeld mit so vielen Widerständen behaftet sind. Es hat immer eine besondere Wirkung auf das gesamte System, die Komfortzone zu verlassen und Schweinehunde rauszuwerfen. Hierzu braucht es Mut, doch der Lohn dafür ist ein kräftiger Schub für den Selbstwert.

Ich habe auch schon angesprochen, dass sich viele Ängste auflösen, allein dadurch, dass man eine Möglichkeit an die Hand bekommt, sich selbst zu helfen, wenn es einem nicht gut geht. Es war ein Meilenstein in meiner Heilung, dass ich mir zum Beispiel nachts, wenn ich merkte, dass ich Durchfall bekommen würde, und mein Herz wieder zu rasen begann, einen Einlauf machen konnte. Dadurch beruhigte sich schnell alles, und ich konnte mich wieder schlafen legen, während ich in den Jahren davor

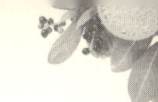

nicht nur einmal in einer solchen Nacht irgendwann den Notarzt gerufen habe. Oder besser gesagt mein Mann, weil er Angst um mich bekam. Dadurch, dass ich dann keine solch immense Panik mehr vor diesen Anfällen hatte, reduzierte sich vermutlich allein schon die Wahrscheinlichkeit eines Auftretens.

Abgesehen davon ist es immer gut, einfach praktisch etwas tun zu können, wenn man sich gerade hilflos fühlt. Das lenkt ab und befreit aus der Opferhaltung. Als mir das bewusst wurde, habe ich damit begonnen, auch dann einen Einlauf zu machen, wenn meine Hilflosigkeit nichts mit meinem Körper zu tun hatte. Wenn ich mich an einem Problem festbiss und einfach keine Lösung erkennen konnte oder nach einem Konflikt nicht aufhörte, innerlich mit dem vermeintlichen Widersacher zu diskutieren, fand ich dadurch unzählige Male sofort Erleichterung. Oft sogar im Anschluss dann noch eine geniale Lösung, weil der Geist sich weitete.

Die seelischen Auswirkungen lassen sich durch die Nervenzellen erklären

All diese seelischen Auswirkungen lassen sich übrigens auch ganz leicht erklären. Allem, was in unserem Körper passiert, liegen Nervenzellen zugrunde. Egal, ob Sie etwas denken oder fühlen, Sie sich bewegen, Ihr Herz schlägt oder eine Ihrer Drüsen ein Hormon produziert, immer ist ein Impuls hierfür von mindestens einer Nervenzelle vorausgegangen. Meist von mehreren. Um ihre Aufgabe so bravourös erfüllen zu können, müssen diese Zellen besonders empfindlich sein, und das ist wiederum der Grund dafür, warum sie die Ersten sind, die reagieren. Auch auf pH-Wert-Verschiebungen im Gewebe. Die latente Übersäuerung, unter der viele Menschen leiden, setzt die Nerven unter Dauerstress und ständige erhöhte Alarmbereitschaft.

Das kann zu permanenter Nervosität führen, aber auch zu Panikattacken, Hyperaktivität, Zwangsgedanken und vielen anderen nervalen Störungen, die heutzutage so verbreitet sind.

Es ist kein Geheimnis mehr, dass das mit unserer Ernährung zusammenhängt. Gerade der Zucker ist ein starkes Zellgift, und wenn Fleisch gegessen wird, werden die Stresshormone der Tiere direkt aufgenommen.

Haben Sie sich schon einmal bewusst gemacht, wie es einem Schwein oder einem Rind geht, wenn es auf so einem EU-Schlachthof zur Schlachtung anstehen muss und alle davor in der Reihe stehenden Kollegen sterben sieht? Dieses Tier hat Panik und schüttet Stresshormone in riesiger Menge aus. Hormone, die Sie aufnehmen, wenn Sie dieses Fleisch essen, und die in Ihrem Körper genauso ihre Wirkung entfalten. Von den Medikamenten, die das Tier in seinem Leben bekommen hat, wollen wir lieber gar nicht sprechen.

Da ist es nur logisch, dass es den stark beanspruchten Nerven hilft, sich zu beruhigen, wenn Maßnahmen ergriffen werden, die den pH-Wert ausgleichen. Ich stelle mir deswegen bei herausfordernden Arbeiten gerne ein basisches Fußbad unter den Schreibtisch und mache an Tagen mit regem Praxisbetrieb schon mal eines zwischen zwei Klienten. So fällt es mir viel leichter, vollkommen entspannt hochproduktiv zu sein.

Bei den seelischen Problemen meiner Klienten konnte ich durch das Entgiften besonders beeindruckende Erfolge im Zusammenhang mit Panikattacken und Depressionen beobachten, ebenso bei ADHS von Kindern und sogar bei Bettnässen. Auch ich bin immer wieder verblüfft und begeistert über die unglaublichen Wirkungen dieser einfachen Methoden.

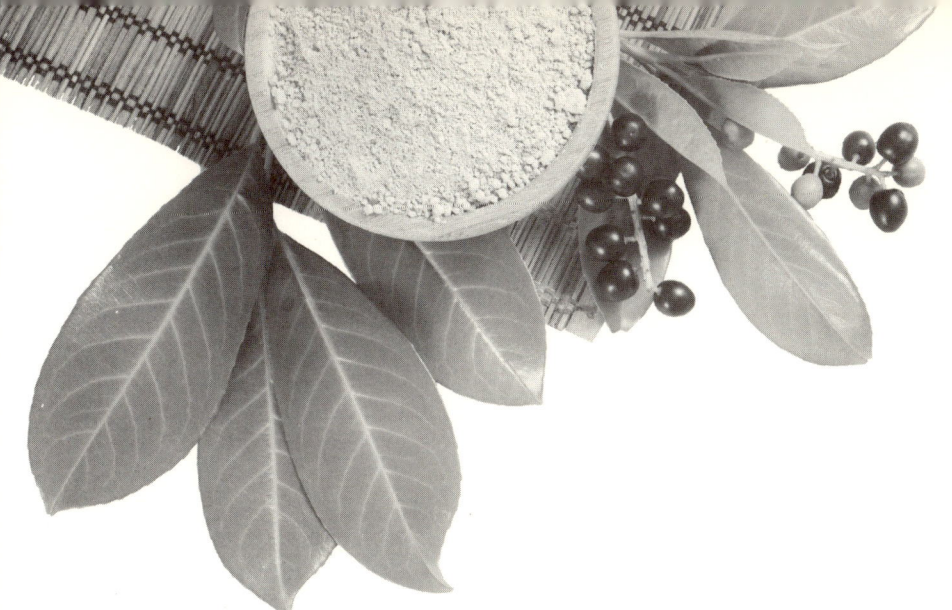

Entgiften bei Kindern

»Müssen Kinder auch schon entgiften?« Eine Frage, die mir ganz besonders häufig gestellt wird. Nun, vielleicht nicht alle Kinder, aber ich würde doch sagen die meisten. Viele kommen schon stark belastet zur Welt, weil natürlich alle Stoffe, die im Körper der Mutter zirkulieren, auch vom Fötus aufgenommen werden. Gerade dann, wenn die Mutter längere Zeit durch hormonelle Verhütungsmaßnahmen eine Regelblutung in natürlicher Stärke unterdrückt hat, was besonders bei den Frauen der Fall ist, die unter einer heftigen Blutung leiden.

Aus Unwissenheit unterdrücken sie dadurch einen Entgiftungsweg, den sie besonders notwendig brauchen würden. Die Schlackenstoffe sammeln sich an und können in das Kind gelangen, wenn sich der Kinderwunsch nach dem Absetzen der Hormone recht schnell erfüllt.

Nach der Geburt werden über das Stillen die Giftstoffe aus der industriell gefertigten Nahrung von der Mutter übernommen, oder es wird direkt Milchpulver in Wasser aufgelöst und gegeben. Später dann die Gläschen.

Erst neulich ist mir eine wohlmeinende Mutter begegnet, die für ihr Kind diverse Gemüsebreis vorgekocht und in kleinen Portionen eingefroren hat. Je nach Bedarf hat sie sie in die Mikrowelle gegeben und das Baby damit gefüttert. Sie wusste nicht, dass die Mikrowelle jeden Nährstoff vollkommen zerstört und sie ihrem Kind nur noch tote Pampe zu essen gab. »*Wie kann ich es denn sonst aufwärmen?*«, fragte sie mich. Ganz einfach im Wasserbad, das dauert zwar ein paar Minuten länger, aber die Mühe lohnt sich. Es ist wirklich schade, wenn das selbst bereitete Essen nachträglich noch zerstört wird.

Wenn die Kinder später selbst entscheiden können, was sie essen wollen, liegen die Präferenzen auch meistens eher bei den ungesunden Dingen. Die Klassiker findet man in jedem Restaurant auf der Kinderkarte: Würstchen, Pommes frites, Fischstäbchen und Wiener Schnitzel, eventuell noch Spaghetti und Pizza.

Ein Besuch bei McDonald's ist oft die Belohnung für gute Leistungen oder die Attraktion an besonderen Tagen im Jahr, wie zum Beispiel der Geburtstag. So wird von klein auf suggeriert, dass ein solches Essen etwas ganz Besonderes ist. Der dahinterstehende Gedanke ist gut gemeint, weil in den meisten Fällen sicher die Absicht dahintersteckt, nicht allzu oft Fast Food zu konsumieren. Trotzdem findet durch diese Handhabe eine gewisse Konditionierung statt, und der Jugendliche wird sein Taschengeld später sicher dafür verwenden, sich regelmäßig im Schnellrestaurant selbst zu »belohnen«.

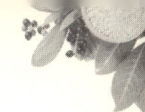

Über Getränke wird sehr viel Zucker aufgenommen

Getrunken werden Limonaden oder Eistee. Das Bewusstsein, wie wichtig Wassertrinken ist, ist einfach nicht vorhanden. Wenn Sie die Chance noch haben, gewöhnen Sie Ihre Kinder von klein auf daran, Wasser zu trinken. Denn wenn sich der Geschmackssinn erst einmal an die extreme Süße gewöhnt hat, wird eine Umgewöhnung mit viel Widerstand verbunden sein. Ich bin auch viel in Schulen unterwegs und kann beobachten, dass ganz viele Schüler Schokolade oder stark gezuckerte Müsliriegel in ihren bunten Boxen dabeihaben, und nach wie vor kommen die kleinen bunten Trinkpäckchen mit Strohhalm nicht richtig aus der Mode. Ich rede übrigens nicht nur von den sogenannten Fruchtsaftgetränken, die niemals ein Stück Obst gesehen haben, sondern auch von den diversen Milchmixgetränken. Erstens enthalten auch sie sehr viel Zucker, und zweitens weiß man längst, dass Milch alles andere als gesund ist. Sie ist ein starker Säurebildner, und die Tatsache, dass sie Calcium enthält, das gut für die Knochen ist, stimmt zwar, jedoch verhindert das tierische Eiweiß, dass das Calcium auch resorbiert werden kann. Während sich das Gerücht immer noch hartnäckig hält, man müsse Milchprodukte zu sich nehmen, um Osteoporose vorzubeugen, kommt diese bei veganen Frauen überhaupt nicht vor. Dass sie in der restlichen Gesellschaft weitverbreitet ist, ist bekannt. Es ist um ein Vielfaches sinnvoller, hier auf mineralstoffhaltige pflanzliche Nahrung zurückzugreifen.

Im Übrigen verfügt der Körper nicht einmal über die notwendigen Enzyme, um die Milch zu verdauen.

Ist Ihnen schon einmal aufgefallen, dass man bereits bei nur einem Schluck ein schleimiges Gefühl im Mund bekommt?

Das liegt daran, dass der Körper das Fremdeiweiß erkennt und in einer Immunreaktion den Störfaktor einschleimen möchte.

Neben einer schlechten Ernährung herrscht auch unter den Kindern unserer Zeit ein ganz erheblicher Bewegungsmangel, der die Verschlackung natürlich ebenso begünstigt. Die Hauptursache hierfür liegt im extremen Technikkonsum, der in Kombination mit dem Bewegungsmangel extrem die Gehirnentwicklung und damit die Intelligenz beeinflusst. Leider nicht im positiven Sinn. Man hat auch festgestellt, dass Fernsehen und Sitzen vor dem Computer dehydrierend auf den Körper wirkt.

Steigt unsere Lebenserwartung wirklich?

Ich mache mir immer so meine Gedanken, wenn ich höre oder lese, dass durch die Errungenschaften unserer Zeit die Lebenserwartung so enorm gestiegen ist. Ganz ehrlich gesagt, habe ich daran meine Zweifel. Die Menschen, die heute 80 oder 90 sind, sind nicht mit Babygläschen, Schokoriegeln und Fanta aufgezogen worden, und sie haben in ihrer Kindheit den ganzen Tag im Freien gespielt. Auch als Erwachsene haben Sie sich im Schnitt noch wesentlich mehr bewegt, als man das heute in der Regel tut.

Die Errungenschaft der Medizin ist die, dass 90 Prozent aller Erkrankungen chronisch sind, wobei chronische Erkrankungen im Gegensatz zu den akuten eine völlig unnatürliche Erscheinung sind und nur aus deren Unterdrückung entstehen. Auch unter den Kindern wird das schon deutlich sichtbar. Wird zum Beispiel ein harmloser Schnupfen wiederholt durch Medikamentengabe unterdrückt, dauert es nicht lange, bis sich Allergien, eventuell auch in Kombination mit Asthma, und später womöglich sogar Autoimmunerkrankungen entwickeln. Die chronischen Problematiken unseres Nachwuchses sind mehr als vielfältig. Neben den Allergien stechen besonders die Hautkrankheiten wie Neurodermitis

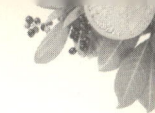

hervor sowie ADHS (Aufmerksamkeitsdefizit mit Hyperaktivität) und andere Verhaltensauffälligkeiten.

ADHS tritt übrigens mittlerweile sogar schon bei Tieren auf und ist genauso wie die menschliche Form ein Zeichen für Fehlernährung. Ich habe ja bereits erklärt, dass es kein Zufall ist, dass vor allem die nervalen Erkrankungen immer mehr zunehmen, weil die Nerven eben besonders empfindlich auf die permanente Übersäuerung reagieren.

Erst neulich berichtete mir eine Klientin, dass sie beobachtet hätte, dass ihr fünfjähriger Sohn jedes Mal eine halbe Stunde nach dem Verzehr einer Kugel Eis einen Tobsuchtsanfall bekommen würde, und fragte mich nach meiner Meinung hierzu.

»Doch wie soll man denn dann mit den Kindern umgehen? Soll man ihnen wirklich alles verbieten? Sie werden doch zum Außenseiter, wenn sie nicht einmal Schokolade essen dürfen!«, höre ich dann oft, gerade so, als wäre es grausam, auf die Gesundheit der Kinder zu achten.

Um ganz offen zu sein, ich habe eher den Eindruck, dass es vielen Müttern zu unbequem ist. Der Müsliriegel ist schneller in der Schultasche als das Butterbrot, und mit der Tiefkühlpizza zu Mittag verhält es sich ähnlich. Die Schulfreunde bei der Geburtstagsparty alle selbst zu verpflegen ist auch mühsamer, als alle ins Schnellrestaurant einzuladen, wo sie auch noch professionell unterhalten werden.

Und dann kommt ja noch hinzu, dass das, was man den Kindern sagt, dort ohnehin nur ankommt, wenn man es auch vorlebt, und da wird's dann wirklich richtig schwierig.

Ich möchte Sie von Herzen einladen, sich bewusst zu machen, dass das Gesundheitsbewusstsein, das Sie vermitteln, den Unterschied bewirken kann, ob Ihre Zöglinge bis ins hohe Alter gesund sein werden oder sich vielleicht schon in jungen Jahren mit chronischen Beschwerden herumschlagen müssen.

Vorleben und erklären

Ich habe schon geschrieben, dass ich von der absoluten Askese wenig halte. Es ist nicht schwierig, Kindern Wasser zu trinken zu geben und darauf zu achten, dass regelmäßig Obst und Gemüse auf dem Speiseplan stehen. Wenn der viele Zucker, der den diversen Getränken zugesetzt ist, wegfällt, kann man durchaus auch die eine oder andere kleine Süßigkeit erlauben, die sich das Kind auch selbst aussuchen darf. Man kann die lieben Kleinen aber auch mit getrocknetem Obst (bitte darauf achten, dass kein Zucker zugesetzt ist), Nüssen oder Mandeln oder sogar Gemüsesticks aus Karotten, Gurken, Kohlrabi oder Paprika als Knabberei erfreuen.

Wenn Sie selbst backen, warum nicht einfach einmal nur die Hälfte des Zuckers und Dinkelvollkornmehl anstatt Weißmehl verwenden? Wie bei jeder Veränderung bedarf es einfach nur eines Umdenkens, damit sich neue Wege zeigen können, und jede Kleinigkeit bewirkt in der Summe mit anderen Kleinigkeiten einen großen Unterschied. Viel zu viele Menschen vergeuden viele kleine Chancen, weil sie keine halben Sachen machen wollen. Im Endeffekt passiert dann meist gar nichts.

Niemals sollten Sie einfach nur strikt verbieten, sondern erklären, worum es geht, und es selbst richtig vormachen.

Neben einer vernünftigen Ernährung ist auch Bewegung wichtig für die Gesundheit, und gemeinsame Aktivitäten stärken auch das Familiengefüge. Wann waren Sie zuletzt zusammen wandern, schwimmen oder Schlittschuh laufen oder haben einfach nur gemeinsam draußen Ball gespielt?

Parallel dazu können Sie den kindlichen Körpern, genauso, wie Sie das mit Ihrem eigenen machen sollten, die Gelegenheit geben, sich der angesammelten Giftstoffe regelmäßig zu entledigen. Basische Bäder werden eigentlich von allen Kindern problemlos angenommen. Wie be-

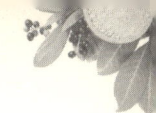

reits angesprochen, rate ich davon ab, dass Kinder und Erwachsene im gleichen Badewasser baden, bei zwei Kindern hätte ich keine Bedenken. Nachdem die Badedauer mit mindestens einer halben Stunde doch recht lang ist, empfiehlt es sich, das Ganze zum Beispiel mit Vorlesen oder dem Anhören einer CD zu verbinden.

Die Erfahrung zeigt, dass die Kinder nach einem abendlichen Bad sehr schnell und ruhig einschlafen, auch wenn es sonst Schwierigkeiten damit gibt. In der Regel dauert es nicht lange, bis sie sogar von sich aus danach verlangen, weil sie einfach spüren, wie gut es ihnen tut. Es ist erstaunlich, wie gerade bei Kindern oft die basischen Bäder schon bewirken, wofür es bei Erwachsenen einer kompletten Entgiftungskur bedürfen würde. Ich erinnere mich an einen achtjährigen Jungen, der allergisches Asthma hatte und außerdem hyperaktiv war. Freiwillig legte er sich jeden zweiten Tag in die Wanne und war schon nach einer Woche viel ruhiger, und nach der dritten brauchte er kein Asthmaspray mehr.

Die Einläufe sind eine Spur diffiziler, aber auch hier liegen die Blockaden eher bei den Müttern. In der Regel begegnen mir ja die Mütter zuerst, entweder auf Vorträgen oder in meiner Praxis, bevor ich dann gefragt werde, ob ich vielleicht auch dem Kind helfen könnte. Weil neben dem Entgiften auch die Symptomdeutung eine große Rolle in meiner Arbeit spielt und ich den Menschen von jeder Sitzung zur nächsten ein Übungsprogramm zur praktischen Umsetzung mitgebe, wird manchmal der Schluss gezogen, ich würde nicht mit Kindern arbeiten.

Tatsächlich arbeite ich nicht gerne nur mit den Kindern, vor allem dann nicht, wenn sie noch sehr jung sind. Die Verbindung zu den Eltern ist dann noch sehr intensiv, und es ist eigentlich immer davon auszugehen, dass die Ursache der Problematik nicht allein im kindlichen System zu suchen ist, sondern im Familiengefüge. Eine ganzheitliche Hilfe ist in der Regel nur möglich, wenn auch die Eltern bereit sind, gewisse Veränderungen vorzunehmen, und sie sich auch selbst betreuen lassen.

Einläufe werden von Kindern sehr gut angenommen

Zurück zu den Einläufen, was ich erzählen wollte, war, dass Mütter in der Regel sehr schnell abwinken, wenn sie mir die Symptomatik des Nachwuchses schildern und ich einen Einlauf vorschlage. *»Das geht auf gar keinen Fall, wie soll ich das machen?«*

Ich erinnere mich diesbezüglich an etliche Beispiele. Eine Mutter fragte mich bei einem Vortrag, was sie machen könnte. Bei ihrer zehnjährigen Tochter war eine chronische Blinddarmentzündung festgestellt worden, die den Ärzten aber nicht gravierend genug erschien, eine Operation durchzuführen.

Eine Blinddarmentzündung schaut folgendermaßen aus: Das blinde Dickdarmende im rechten Unterbauch verfügt über ein kleines Anhängsel, den sogenannten Wurmfortsatz. Der winzige Innenraum dieses Wurmfortsatzes ist mit dem übrigen Darmlumen verbunden (als Lumen bezeichnet man den Hohlraum im Inneren), sodass der Verdauungsbrei hineingelangen kann. Aufgrund der räumlichen Enge und der bereits ausführlich besprochenen Darmverstopfung kommt er dann aber manchmal nicht mehr heraus, verfault, und die Schleimhaut entzündet sich. Bei fortschreitender Entzündung kann die Wand des kleinen Fortsatzes ernsten Schaden nehmen und sogar in die Bauchhöhle aufbrechen, sodass sich Darminhalt dort hineinentleeren könnte. Diese Situation ist akut lebensbedrohlich.

Wenn Sie das Buch bis hierhin gelesen haben, können Sie sich aber sicher schon denken, dass ich der Mutter dazu geraten habe, bei ihrer Tochter Einläufe durchzuführen.

»Unmöglich, das kann ich überhaupt nicht machen, das würde sie nie wollen.« Die Antwort kam wie aus der Pistole geschossen, fast wie ein Reflex.

»Wenn sie nicht will, kann man eh nichts machen, aber an Ihrer Stelle würde ich ihr die Sache erklären und sie das selbst entscheiden lassen.« Damit

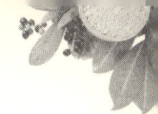

ließ ich es auf sich beruhen, weil ich gar nicht glaubte, dass sie das tun würde. Ich war dann wirklich überrascht, als mich die Dame am nächsten Morgen schon um acht Uhr anrief und mich fragte, wann sie sich ein Irrigatorgerät abholen könne, ihre Tochter wolle das unbedingt machen. Das Ganze liegt sechs Jahre zurück, und die Kleine hat ihren Blinddarm immer noch, dafür aber keine Bauchschmerzen mehr.

Auch an einen Vierjährigen erinnere ich mich besonders gut. Er hatte keine schwerwiegenden Beschwerden, aber auch immer wieder Bauchschmerzen, und vertrug etliche Lebensmittel nicht. Auch ihn sah ich zunächst nicht persönlich, nur seine Mutter erzählte mir von ihm, weil sie sowieso regelmäßig zu mir kam und auch selbst mit den Einläufen begonnen hatte. Sie war begeistert, dass sie ihr so guttaten, es bei ihrem Sohn auch zu machen, war für sie aber undenkbar. »Schade, dass ich ihm nicht auch so helfen kann«, sagte sie.

»Fragen Sie ihn doch einfach.«

Als sie mich das nächste Mal besuchte, kam Sie ganz von sich aus auf das Thema zu sprechen. »Sie glauben mir nicht, was mein Sohn gesagt hat, als ich ihm von dem Einlauf erzählt habe. Mama, können wir das bitte machen, hat er gesagt.«

Auch ihm hat es wunderbar geholfen.

Zugegeben, die Pubertät ist nicht unbedingt die optimale Zeit, um den Nachwuchs an den Einlauf heranzuführen. Die Jüngeren sehen es aber meist viel unkomplizierter als ihre Eltern. Niemals würde ich überreden oder gar zwingen, doch je jünger ein Kind, umso besser ist es noch in Kontakt mit seinem Körper und seiner inneren Stimme und fühlt, was ihm guttut. Anders als viele Große sind die Kleinen, vor allem dann, wenn Beschwerden da sind, sehr gerne bereit, etwas zu tun, damit es besser werden kann.

Kinder spüren, was ihnen guttut

Ganz ähnliche Erfahrungen mache ich im Zusammenhang mit den Pilzdiäten. Auch da habe ich schon etliche Mütter sagen hören: »*Das schaffen wir nie, drei Monate kein Zucker.*« Im Endeffekt sind es dann oft die Kinder selbst, die die Mama erinnern: »*Das darf ich nicht essen, Mama. Also wirklich!*« Ich finde das teilweise wirklich erstaunlich, weil man glauben könnte, dass sich die ablehnende Haltung der Eltern übertragen könnte. Sie tut es aber nicht zwangsläufig.

Die Voraussetzung für jede Form der Kooperation, und so auch bei der Darmspülung, ist natürlich, dass jeder Beteiligte absolut ernst genommen wird, alles ausführlich erklärt wird und die Entscheidung bei demjenigen liegt, um den es geht, also beim Kind.

Auch der Zusatz »*Wir können es ja einmal probieren, und wenn du es schlimm findest, können wir jederzeit aufhören und es nicht wieder machen*« kann hilfreich sein.

Jedenfalls sind alle im Buch beschriebenen Maßnahmen auch für Kinder geeignet, sofern diese sich zur Durchführung bereit erklären.

Natürlich muss die Wassermenge beim Einlauf der Körpergröße angepasst werden, und auch das Darmrohr wird weniger weit eingeführt. Halten Sie es einfach am Hosenbund an und geben Sie noch ein kleines Stückchen dazu, dann wissen Sie ziemlich genau, wie weit es hineinsoll. Die Wassermenge berechnen Sie, indem Sie von sich ausgehen und prozentual auf das Körpergewicht Ihres Kindes herunterrechnen. Bleiben Sie aber in jedem Fall in ständiger Kommunikation und drehen Sie sofort ab, wenn es ein bisschen spannt. Dann massieren Sie und probieren ganz vorsichtig, ob danach noch etwas Platz hat.

Das Beste wäre natürlich, wenn es gar nicht dazu kommen muss, dass Ihr Kind ernst zu nehmende Beschwerden hat, sondern wenn die regelmäßigen Entgiftungsmaßnahmen in Ihrer Familie zur Normalität werden. Je früher die Kinder den Einlauf kennenlernen, umso normaler finden sie ihn, und er kann anstatt der üblichen Unterdrückungsmedikamente bei Erkältungen, Grippe oder Kinderkrankheiten zum Einsatz kommen.

Diejenigen, die die Bekanntschaft damit schon rechtzeitig gemacht haben, wenden ihn ab der Pubertät dann einfach selber an und haben so ein wertvolles Instrument bei der Hand, sich stets selbst auf natürliche und nachhaltige Weise helfen zu können. Die basischen Bäder werden ohnehin problemlos in jedem Alter angenommen und gerne gemacht, genauso wie die anderen Anwendungsmöglichkeiten des Salzes wie Wickel, Inhalationen oder Mundpflege.

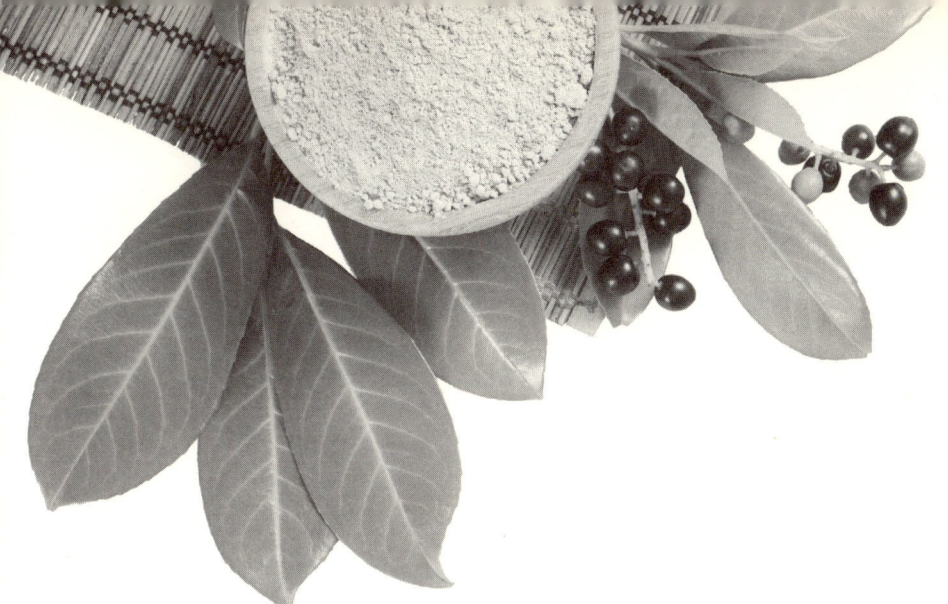

Entgiften bei Krebs

Sie wissen bereits, dass nahezu jede Symptomatik unserer Zeit mit der Einlagerung von Stoffen ins Gewebe zu tun hat, die dort nicht hingehören, und dass es in nahezu hundert Prozent der Fälle zumindest eine Linderung verschafft, den Körper innerlich zu reinigen.

Eine besonders große Rolle spielt das Entgiften im Zusammenhang mit Krebs. Krebs entsteht in Bereichen des Körpers, in denen aufgrund der starken Verschlackung keine normale Versorgung mit Sauerstoff und Nährstoffen mehr stattfindet.

Obwohl bereits 1931 einem gewissen Dr. Otto Warburg der Nobelpreis für Medizin verliehen wurde, weil er festgestellt hatte, dass Krebszellen in nährstoffreicher, basischer Umgebung nicht überleben können, tut die Schulmedizin alles andere, als das Gewebe zu entsäuern. Die klassische Therapie besteht vielmehr darin, den ohnehin schon komplett vergifteten Körper noch mehr zu vergiften. Die traurige Bilanz ist die, dass zwar in manchen Fällen die Tumoren kurzfristig verschwinden oder kleiner werden, fünf Jahre nach der Therapie allerdings 97 Prozent der Patienten nicht mehr am Leben sind.

Selbstverständlich spielt bei der Entstehung einer schweren Krankheit auch immer ein Konflikt eine Rolle, doch das Wunderbare ist ja, dass eine Entschlackungskur auch hier beim Loslassen hilft. Keinesfalls würde ich einem Krebskranken dazu raten, ausschließlich mit rein seelisch-geistigen Methoden zu arbeiten. Gerade wenn es gilt, keine Zeit mehr zu verlieren, sollte an allen Ebenen angesetzt werden.

Ich habe in den letzten elf Jahren meiner Selbstständigkeit etliche Krebsklienten betreut. Nicht nur die Krebsformen waren sehr unterschiedlich, sondern auch die Herangehensweisen. Einige von ihnen haben das ganze schulmedizinische Programm durchlaufen, wollten aber trotzdem parallel dazu mit mir ihre Konflikte beleuchten. Es versteht sich von selbst, dass ich hier niemanden in seiner Entscheidung beeinflusse.

Einige kamen erst zu mir, als sie die Chemo schon abgebrochen hatten, und wieder andere haben sehr bewusst darauf verzichtet. Für eine weitere Gruppe gab es keine Entscheidung mehr zu treffen, weil die Krankheit so weit fortgeschritten war, dass die Ärzte es für sinnlos erachteten, noch Therapieversuche zu starten.

Wenn so jemand zu mir kommt, freue ich mich besonders, weil es zeigt, dass diese Person trotz der entmutigenden Diagnose noch nicht aufgegeben hat. Es gibt kein Abwägen mehr und kein schlechtes Gewissen, irgendetwas versäumt zu haben. Oft hat so jemand einen wirklich guten Grund, noch weiterleben zu wollen, was mehr helfen kann als alles andere.

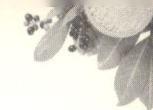

Der Lebenswille ist ausschlaggebend für jeden Therapieerfolg

Diejenigen, die parallel dazu eine Chemotherapie bekommen, sind leider oft zu kraftlos, um parallel zu entgiften. Manchmal wurde ihnen auch davon abgeraten mit der Begründung, sie würden dadurch die Wirksamkeit der Chemo gefährden. Einer meiner Klienten berichtete mir sogar, dass ihm regelmäßig seine Gemüsesäfte abgenommen würden, die er sich in die Klinik mitnimmt.

Viele von ihnen sind gestorben, obwohl sie durchwegs weit bessere Ausgangspositionen hatten als diejenigen, denen angeraten wurde, ihre Angelegenheiten zu regeln und sich ein Hospiz zu suchen. Erstaunlicherweise haben nämlich ausgerechnet die »hoffnungslosen Fälle« alle überlebt.

Zum Beispiel Verena.

Als sie das erste Mal zu mir kam, war sie sehr aufgeregt. Ihre Diagnose hatte sie erst seit einem knappen Monat. Sie war Anfang 40 und hatte vor etwas mehr als zehn Jahren bereits eine Brustkrebserkrankung überstanden, damals mit schulmedizinischer Therapie. Zum Arzt war sie gegangen, weil sie seit Längerem ein chronischer Husten plagte, der sich einfach nicht bessern wollte. Mittlerweile kämpfte sie auch schon gelegentlich mit Atemnot.

Aufgrund ihrer Vorgeschichte stellte sich relativ schnell heraus, dass der Brustkrebs zurückgekommen war und bereits die Lunge und die Knochen befallen hatte. Eine Chemo durchzuführen kam für die Ärzte nicht mehr infrage.

Ich spürte sofort, dass sie es schaffen würde. Ihre Augen glänzten noch, sie hatte Pläne und eine glückliche Ehe.

Es machte großen Spaß, mit ihr zu arbeiten, weil sie alles aufsog und umsetzte. Obwohl sie jedes Mal eine schriftliche Zusammenfassung mit vielen Übungen bekam, schrieb sie auch selbst stets mit, um nichts

Wichtiges zu vergessen. Und sie ging über ihre Grenzen. Wie fast jeder andere auch hatte sie zunächst Bammel vor den Einläufen, doch sie wollte »Nägel mit Köpfen machen« und fackelte nicht lange. Selbstverständlich badete sie auch fleißig, nahezu täglich, und stellte ihre Ernährung komplett um.

Vor unserer Begegnung hatte sie viel Fast Food gegessen, weil sie beruflich stark eingespannt war, und auch ziemlich viel Cola getrunken. Nun klapperte sie die Bauernhöfe in ihrer Umgebung ab, um sich dort das frische Obst und Gemüse zu holen und nebenbei noch interessante menschliche Begegnungen zu haben.

Und dann gab es da noch das eine oder andere Verhaltensmuster, das es zu durchbrechen galt. Sie bewältigte auch das mit Bravour.

Je größer der Druck, umso mehr gilt es zu verändern

Wenn es um Leben und Tod geht, gilt es wirklich viel zu verändern, man ist ja quasi auf seiner Lebensautobahn in falscher Richtung unterwegs und muss wenden. Das ist vielleicht nicht immer ein Spaziergang, andererseits gibt es in einer solchen Situation wirklich nichts mehr zu verlieren und man hat einen guten Grund, die Veränderung tatsächlich durchzuziehen. Auch ein Aufschieben gibt es nicht, und, so absurd es klingt, es kann manchmal leichter sein, gleich alles auf den Kopf zu stellen als nur ein paar Kleinigkeiten.

Ich freue mich sehr, sagen zu können, dass es Verena heute sehr gut geht.

Natürlich schreibe ich mir solche Erfolge nicht auf die eigene Kappe, denn ich zeige nur Wege auf, umsetzen muss es jeder selbst.

Das Entgiften ist bei Krebs deswegen die wichtigste Maßnahme, weil dadurch die Gewebeversorgung wiederhergestellt wird und die Zellen

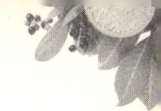

wieder normalen, aeroben Stoffwechsel (solchen, bei dem Sauerstoff zur Verfügung steht) betreiben können. So wird die weitere Umwandlung in kranke Zellen ebenso gestoppt wie die krankhafte Vermehrung. Die bereits mutierten Zellen sterben ab oder wandeln sich zurück. Das hat nicht das Geringste mit irgendwelchen Wundern zu tun und ist völlig leicht erklärbar.

Trotzdem muss man alle Geschütze auffahren, da die Zeit drängt. Mit dem einen oder anderen Basenbad ist es da nicht getan, da muss jeden Tag etwas passieren. So schnell als möglich sollte auch der Darm gereinigt werden und anschließend die Leber. Parallel dazu muss eine Ernährungsumstellung erfolgen auf basische Vollwertkost mit viel Obst, Gemüse und Kräutern, am besten direkt aus der Natur. Getrunken wird nur mehr Wasser, und die Menge wird schnellstmöglich auf etwa drei Liter gesteigert. Auch frische Luft ist wichtig, Sonne, der Kontakt mit der Natur und mäßige Bewegung.

Und natürlich muss alles konsequent bleiben gelassen werden, was schwächt. Streit und Stress kann der Kranke jetzt nicht brauchen, stattdessen sollte er sich viel Ruhe gönnen und sich mit Menschen und Dingen umgeben, die ihm guttun.

Elektromagnetische Störfaktoren wie häufige längere Telefonate mit dem Handy oder das Sitzen vor dem Monitor sollte man vermeiden. Wer glaubt, unentbehrlich zu sein, dem muss man in einer solchen Situation deutlich klarmachen, dass er auf Dauer entbehrt werden wird, wenn er sich jetzt nicht zusammenreißt.

Dann dauert es aber in der Regel auch gar nicht lange, bis der Körper sich zu erholen beginnt. Mit jedem Tag bemerkt man eine leichte Verbesserung, die motiviert, den Weg weiterzugehen.

Während der Chemotherapie nur vorsichtig entgiften

Wird die Chemotherapie in Anspruch genommen, muss man in Sachen Entgiftung wesentlich vorsichtiger vorgehen. Oft haben die Leute zwischen den Terminen im Krankenhaus auch gar keine Kraft, wollen sich nur ausruhen. Während eines Zyklus empfehle ich nur regelmäßige Fußbäder und eine gute Ernährung mit ausreichend Trinkwasser. Vollbäder sollten nur dann gemacht werden, wenn die Betroffenen sich wirklich gut fühlen und die regelmäßigen Fußbäder problemlos vertragen. Wenn zu viele Abbauprodukte der diversen Medikamente mobilisiert werden, kann es zu Nebenwirkungen kommen, die man in dieser Phase wirklich nicht auch noch brauchen kann. Die Reste des Cortisons, das Bestandteil der meisten Chemotherapien ist, können zum Beispiel einen starken Juckreiz verursachen, andere Präparate verursachen heftige Übelkeit.

Eine meiner Klientinnen hatte es einmal besonders gut gemeint und sich in Eigenregie einen Leberwickel aufgelegt. Anschließend konnte sie stundenlang nicht aufhören zu brechen, was man einerseits als gesunde Reinigungsaktion werten könnte, aber andererseits in ihrem Zustand unerwünscht war. Hätte sie es gewusst, hätte sie es sicher nicht getan.

In den Pausen zwischen den einzelnen Zyklen ist dann mehr möglich. Und vor allem nach Abschluss der Chemotherapie sollte unbedingt gründlich ausgeleitet werden. Viele berichten mir, dass das Badewasser dann sämtliche Schattierungen von grün bis schwarz annimmt. Da weiß man dann auch, warum man es macht.

Was in der jeweiligen Situation aber wirklich machbar ist, in welcher Dosis und in welchem Tempo, kann nicht pauschal festgelegt werden. In einer solchen Phase bin ich mit jedem Einzelnen in engem Kontakt und stehe für Tipps und Rückfragen jederzeit zur Verfügung. Außerdem frage ich die einzelnen Maßnahmen zur Sicherheit auch über kinesiologische Muskeltests am Körper selbst ab.

Was mir wichtig ist zu vermitteln: Es gibt immer eine Chance, solange da noch ein Lebenswille ist. Jeder Arzt und jeder Therapeut, der eine Prognose stellt, stellt diese nicht für den Menschen, sondern für seine Form der Therapie. Alles andere kann er nicht beurteilen und er weiß auch nicht, welch geistige Kraft in einem Menschen steckt.

Wenn jemand sagt »*Da kann man nichts mehr machen*«, heißt das übersetzt so viel wie: »*Mit meinem Latein bin ich hier am Ende. Mir fällt nichts mehr ein, gehen Sie lieber woanders hin.*«

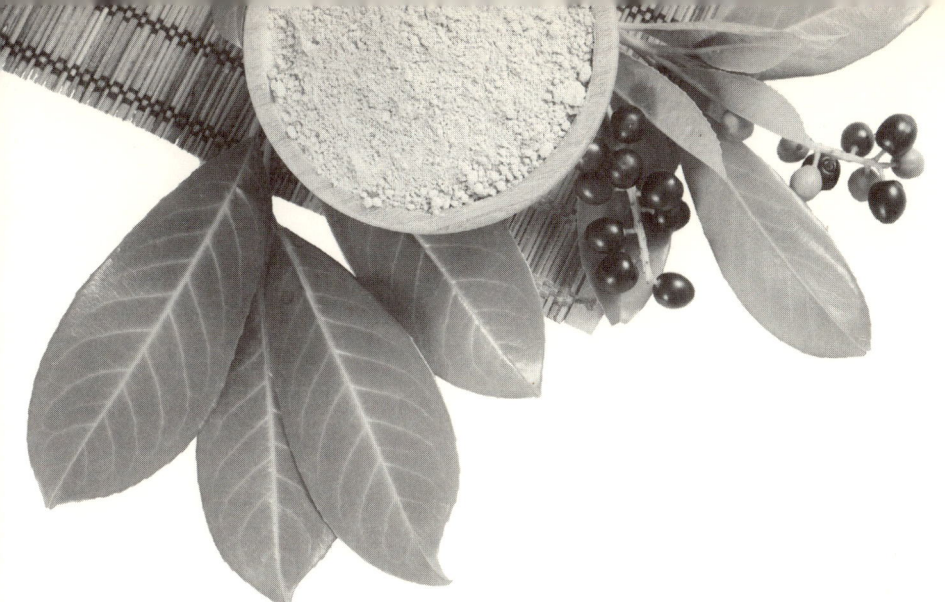

Weitere Fallbeispiele

Bevor ich zu den Fallbeispielen komme, möchte ich vorausschicken, dass ich die Klienten, die zu mir kommen, nicht nur durch eine Entgiftung begleite. Sie kommen mit den verschiedensten körperlichen und seelischen Problemen, vom Übergewicht über Panikattacken, Gelenksproblemen und Migräne bis hin zu schweren Erkrankungen wie Krebs. Was sie gemeinsam haben, ist, dass sie vieles probiert haben, um gesund zu werden, aber noch an irgendeiner Stelle festhängen. Ich deute ihre Symptome, finde gemeinsam mit ihnen den körperlichen, den seelisch-geistigen und den höheren Zweck ihrer Krankheit für sie heraus. (In meinem Buch *Körperwissen einmal anders* erfahren Sie genau, auf welchen Ebenen Krankheit sinnvoll ist und wie Sie diesen Sinn auch selbst herausfinden können.)

Dann erarbeite ich für jeden eine konkrete und individuelle Schritt-für-Schritt-Strategie zur praktischen Umsetzung der notwendigen Veränderungen mitten im Alltag. Zu diesem Schritt-für-Schritt-Programm gehört auch die genaue Anleitung für die Entgiftung, die jeder dann aber zu Hause durchführt. Auch diesbezüglich richte ich mich genau auf den einzelnen Fall aus. Die Schwere der Symptomatik, die geistig-seelische Verfassung des Betroffenen, die alltäglichen Verpflichtungen und sonstigen Lebensbedingungen müssen genau berücksichtigt werden, denn die beste Strategie ist wertlos, wenn derjenige sie nicht umsetzen kann.

Über kurz oder lang soll der Klient nicht nur gesund werden, sondern auch unabhängig. Hilfe zur Selbsthilfe ist die Devise, denn nur dadurch wird das durch die Beschwerden angegriffene Selbstbewusstsein gestärkt, und eventuelle Ängste können gehen.

Die Fallbeispiele, die ich hier beschreiben möchte, sind solche, bei denen die Entsäuerungsmaßnahmen eine besondere Schlüsselrolle gespielt haben.

Beginnen möchte ich mit einem Fall, bei dem ich nicht die Begleitperson war. Eine Kollegin, die gleichzeitig eine meiner wichtigsten Lehrerinnen in Sachen Entgiftung war, hat mir die Geschichte vor vielen Jahren erzählt. Es handelte sich damals um eine gute Freundin von ihr, der ich hier den Namen Petra geben will. Ich bürge dafür, dass sich auch dieser Fall tatsächlich zugetragen hat, denn ich vertraue meiner Kollegin voll und ganz. Diese Geschichte hat mit dazu beigetragen, dass mich dieses Thema gepackt und nie wieder losgelassen hat, weil es einfach zu fantastisch ist.

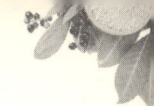

Petra, 28

Petra hatte sich ziemlich blöd in den Daumen geschnitten, bei der Gartenarbeit mit einer Schere, die noch dazu schmutzig war. Zunächst klebte sie nur ein Pflaster drüber, aber in der Nacht fand sie keinen Schlaf vor Schmerzen, der Daumen pochte und tobte. Der Finger schwoll stark an, und als sie am nächsten Morgen das Pflaster entfernte, sah die Wunde ziemlich übel aus. Also ging sie zum Hausarzt, der sie verband und ihr ein Antibiotikum verschrieb. Zur Sicherheit bekam sie für die Nacht auch noch ein starkes Schmerzmittel mit.

Was im Verhältnis doch so harmlos begann, wurde zu einem echten Drama. Trotz des Antibiotikums begann der Finger zu eitern und unangenehm zu riechen. Ein paar Tage lang versicherte der Arzt ihr, das Antibiotikum würde schon noch wirken, doch schließlich verschrieb er ihr ein anderes Präparat. Der Erfolg blieb wieder aus, der Finger dachte gar nicht daran, zu heilen. Petra fuhr schließlich zur Behandlung in das nächste Krankenhaus, um eine zweite Meinung einzuholen. Hier schlug man die Hände über den Kopf zusammen wegen der Wahl des Antibiotikums und verschrieb erneut ein anderes. Von dem schien es besser zu werden, aber Petra vertrug es nicht, ihr war ständig übel. Also fuhr sie noch einmal in die Klinik und bekam das vierte Präparat. Mittlerweile waren fast drei Wochen vergangen, der Daumen sah ein wenig besser aus, aber nicht wirklich gut, und Petra litt unter den Nebenwirkungen ihrer Medikamente, die immer noch da waren, wenn auch leichter.

Zwei ganze Wochen sollte sie die Tabletten noch nehmen, weil der Arzt ganz sichergehen wollte, dass die Infektion nicht wiederkehren würde, die sich anfangs als so hartnäckig erwiesen hatte.

In der fünften Woche nach ihrer Verletzung war der Daumen Petras kleinstes Problem. Sie fühlte sich müde und schwach, und es war ihr immer noch fast ständig schlecht.

Eines Morgens wachte sie auf und merkte, dass sie nicht wirklich die Kraft hatte, zur Toilette zu gehen. Halb kriechend gelangte sie dorthin. Als sie sah, dass ihr Urin extrem dunkel, fast schwarz war, glaubte sie, kurz das Bewusstsein zu verlieren, doch es gelang ihr, sich noch einmal zusammenzureißen, sie erreichte irgendwie das Telefon und wählte den Notruf. Sie wurde umgehend ins Krankenhaus eingeliefert, und es dauerte nur wenige Tage, bis man sich dort sicher war, dass Petras beide Nieren unwiderruflich zerstört waren und entfernt werden mussten.

Was dann geschah, ist eigentlich unglaublich. Ich weiß nicht, ob ich an ihrer Stelle so mutig gewesen wäre. Sie rief ihre Freundin an und fragte sie, ob sie irgendeine andere Chance sehen würde. Die sagte ihr, einen Versuch wäre es wert. Petra ließ den Oberarzt rufen und verlangte danach, ein Revers zu unterschreiben und auf eigene Verantwortung nach Hause zu gehen. Sie können sich sicher vorstellen, dass das nicht ganz einfach war. Selbstverständlich versuchte man, ihr das nach Kräften auszureden. Trotzdem hatte der Oberarzt ein gewisses Verständnis dafür, dass sie alles versuchen wollte, um ihre Nieren zu retten, zumal sie auch noch so jung war. Schließlich ließ er sie gehen, was blieb ihm auch anderes übrig, sie war bei klarem Verstand und erwachsen.

Mithilfe ihrer Freundin gelangte sie zu dieser nach Hause.

Die kommenden drei Wochen verbrachte Petra nahezu ununterbrochen im Basenbad. Immer wieder wurde das Wasser ausgetauscht, wenn sie kurz herausstieg, hatte sie quälende Schmerzen. Solange sie drinnen lag, konnte sie es aushalten. Nach drei Wochen (man stelle sich diese Tortur vor) konnte sie damit beginnen, für etwas längere Phasen das Bad zu verlassen. Dann ging es recht schnell. Nach weiteren zwei Wochen befand sich Petra in gutem Gesundheitszustand und konnte normal Wasserlassen. Spätere Untersuchungen ergaben, dass sich ihre beiden Nieren vollständig erholt hatten. Petra ist jetzt Ende 30 und völlig gesund.

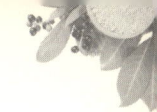

Als ich diese Geschichte hörte, konnte ich sie nur glauben, weil ich der Person, die sie mir erzählte, zu 100 Prozent vertraute. Mittlerweile habe ich auch viele fantastische Heilungsgeschichten erlebt, jedoch niemals eine dermaßen spektakuläre.

Unser Körper hat tatsächlich die Fähigkeit, einen anderen Ausscheidungsweg zu wählen, wenn ihm einer komplett verbaut ist. Petras Haut hat für mehrere Wochen ihre Nieren einfach ersetzt, und sie konnte überleben.

Sabrina, 43

Der Fall von Sabrina ist deswegen ein sehr gutes Beispiel für mich, weil er mir so oder so ähnlich schon unzählige Male begegnet ist. Ich hoffe, dass es vielen Menschen wertvolle Impulse liefert, wenn ich ihn hier beschreibe.

Sabrina litt seit ihrer Jugend unter wirklich heftigen Migräneanfällen. Ungefähr zweimal im Monat musste sie für mehrere Tage das Bett hüten, vertrug kein Licht, hatte extreme Sehstörungen und konnte manchmal nicht einmal sprechen. Sie hatte die Nase extrem voll davon, und ich freue mich jedes Mal riesig, wenn ich spüre, dass jemand an diesen Punkt gekommen ist, den ich aus der Zeit meiner Erkrankung so gut kenne. Irgendwann wacht man auf und weiß: *Jetzt ist Schluss. So mache ich nicht weiter, ich höre auf damit, koste es was es, wolle. Egal, wie lange es dauert, aber es gibt kein Zurück.*

Entschlossene Menschen kommen immer an, und Sabrina war entschlossen.

Trotzdem mussten wir behutsam starten, die Gefahr war zu groß, sie gleich in den nächsten Migräneanfall zu treiben, wenn wir am Anfang zu viel erreichen wollten. Also ließ ich sie langsam beginnen.

Zunächst musste sie aber eine liebe Gewohnheit loslassen, nämlich das Chipsessen. Sie war richtiggehend süchtig nach den Dingern und verspeiste täglich eine gesamte Tüte. Zwar hatte sie schon mehrmals versucht, damit aufzuhören, war jedoch immer kläglich gescheitert. Spätestens am vierten Tag aß sie dann immer mindestens die doppelte Ration, selbst wenn sie dafür spätabends noch zur Tankstelle fahren musste. Und dann stand sie wieder da, wo sie gestartet war.

Schritt für Schritt, aber kontinuierlich

Ich bin eigentlich in jeder Situation ein Freund davon, langsam und gemächlich zu starten, das Tempo aber dafür dann kontinuierlich beizubehalten. Je schwieriger eine Angelegenheit zu bewältigen scheint, umso behutsamer muss man beginnen, damit der Prozess nicht in Frustration endet.

In diesem Fall riet ich Sabrina dazu, jeden Tag ein paar Chips weniger zu essen. In den ersten Tagen einfach nur damit zu beginnen, die Tüte nicht wie sonst komplett zu leeren, sondern ein paar wenige Kartoffelscheiben drinnen zu lassen und mit der Verpackung wegzuwerfen. Auch das kostete sie Überwindung, aber von einem Umfang, den sie noch bewältigen konnte.

So aß sie zunächst fast die gleiche Menge, aber mit einem kleinen Unterschied: Sie ging nicht als Versagerin ins Bett, sondern mit einem Erfolg, weil sie sich überwunden und erste Schritte in Richtung einer Veränderung vollzogen hatte.

Schrittweise konnte sie sich dann steigern. Schon nach einer Woche aß sie nur noch die halbe Packung, und wir begannen damit, ein Ersatzprogramm aufzubauen. Wir machten uns auf die Suche nach etwas Gesünderem, das ihr auch schmeckte und das in weiterer Folge das Essen der Chips ersetzen sollte.

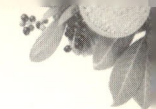

Wenn auch Sie nach irgendetwas süchtig sind, versuchen Sie nie, die Sucht ersatzlos zu streichen, weil sonst tatsächlich sofort eine tiefe Lücke entsteht. Ist der körperliche Aspekt der Abhängigkeit erst einmal überwunden, werden Sie sich relativ frei entscheiden können, ob Sie das Ersatzritual nun auch streichen oder beibehalten wollen.

Sabrina entschied sich für getrocknete Ananasstücke ohne Zucker. In der zweiten Woche gelang es ihr, mithilfe der Ananas die Chips vollkommen zu streichen, und sie fühlte sich großartig dabei.

Parallel dazu führte sie bereits die gesamten zwei Wochen jeden zweiten Tag basische Fußbäder durch und steigerte langsam ihre Trinkwassermenge. Die vier Tassen Kaffee, die sie täglich trank, reduzierte sie auf zwei.

So befand sie sich in der glücklichen Situation, sich bereits jetzt sehr erfolgreich fühlen zu können, ganz ohne sich besonders kasteit zu haben. Dazu kam noch die wunderbare Tatsache, dass sie das erste Mal seit vielen Jahren keinen einzigen Migräneanfall gehabt hatte.

Langsam steigerten wir uns. Ab der dritten Woche machte sie zwei wöchentliche Vollbäder, in der vierten schon vier, und in der sechsten begann sie mit den Einläufen. Aber noch nicht kontinuierlich, sondern sporadisch, die Bäder behielt sie bei. Nachdem sie auch das einen Monat praktiziert und so weit ganz gut überstanden hatte, abgesehen von zwei leichten Attacken, führte sie eine komplette Darmreinigung durch. Dann pausierte sie einen Monat lang mit den Einläufen, badete aber wieder viermal wöchentlich, bevor sie beim nächsten abnehmendem Mond in die Leberreinigung ging.

In den sechs Vorbereitungstagen kam die Migräne zurück. Sie begann leicht und steigerte sich mit jedem Tag, sodass wir uns schließlich dazu entschlossen, schon am vierten Tag die Ausscheidung einzuleiten.

Von dem Moment an, als die ersten Steine in die Toilette purzelten, waren die Kopfschmerzen schlagartig weg. Mehr als einen ganzen Tag lang schied Sabrina immer wieder Steine aus, sodass nach ihrer Schätzung im Endeffekt ein großes Nudelsieb voll zusammengekommen war. Das Kopfweh kehrte nicht zurück, aber Sabrina war so glücklich und begeistert, dass sie in den kommenden Monaten weiterhin die Leberreinigung so oft durchführte, bis keine Steine mehr kamen. Ihre Migräne trat nie wieder auf, und sie hat meines Wissens auch keine Chips mehr gegessen.

Ihr Fall zeigt, dass mit der richtigen Herangehensweise eigentlich immer sehr schnell erste Erfolge zu verzeichnen sind, der Weg aber trotzdem nie ganz geradlinig ist. Auch wenn man alles richtig macht, kann es zwischendurch immer wieder zu leichten Rückschritten kommen.

Hier sollte man keinesfalls abbrechen und auch nicht fehlinterpretieren. Solange es tendenziell bergauf geht, die Beschwerden also seltener auftreten oder weniger stark, ist der Weg ein guter. Es wird in den seltensten Fällen so sein, dass Symptome, die jahrelang das System belastet haben, von heute auf morgen auf Nimmerwiedersehen verschwinden. Geben Sie dem Prozess ein wenig Zeit und freuen Sie sich über die erzielten Erfolge.

Es ist verständlich, dass man gerade bei stark belastenden Zuständen zu Ungeduld neigt, doch kontinuierliche Prozesse sind wesentlich nachhaltiger als superschnelle Resultate, die in der Regel nur dann zu verzeichnen sind, wenn lediglich unterdrückend eingegriffen wurde.

Markus, 34

Für sein Alter hatte Markus bereits eine beachtliche Karriere hingelegt. Er war im Topmanagement eines internationalen Konzerns tätig, arbeitete etwa zwölf Stunden am Tag, und nach eigenen Angaben liebte er seine Arbeit. Einzig seine Freundin beschwerte sich darüber, dass er zu wenig Zeit für sie hatte.

Er kam zu mir, weil ihn vor etwa zwei Monaten wie aus heiterem Himmel Panikattacken überfallen hatten, die immer häufiger kamen und immer schlimmer wurden. Beim Autofahren, in wichtigen Meetings und in anderen denkbar ungünstigen Situationen bekam er plötzlich Todesangst, aus dem Nichts. Verbunden mit Herzklopfen und Schweißausbrüchen und so stark, dass er es fast nicht vor anderen verbergen konnte, wenn er nicht unmittelbar die Flucht zur Toilette antrat. Diese Zustände waren ihm in erster Linie unsagbar peinlich, und er hatte ernste Identifikationsprobleme mit sich selbst. »*Ich habe Leute, die mir so etwas erzählt haben, immer für labil gehalten*«, sagte er.

Es ist oft so, dass gerade Männer in Führungspositionen extreme Schwierigkeiten damit haben, sich Schwächen einzugestehen, noch dazu, wenn es Schwächen der seelisch-geistigen Art sind. Da tröstet es dann hoffentlich ein bisschen zu erfahren, dass das Ganze ja auch ganz viel mit dem Körper und der Körperchemie zu tun hat. Gerade wenn Menschen sensibel sind und die Regulationsmechanismen des Körpers noch recht gut funktionieren, schlagen die Nervenzellen schnell Alarm, weil sie die dauernde Übersäuerung durch Stress und ungesunde Lebensgewohnheiten nicht tolerieren können. Man muss also keine Angst haben, verrückt zu werden, es handelt sich hierbei um eine ganz normale Reaktion. Jeder, der ein so gut funktionierendes Frühwarnsystem hat, das gewährleistet, dass notwendige Veränderungen rechtzeitig umgesetzt werden können, kann froh und dankbar darüber sein, denn vor einem plötzlichen Herz- oder Schlaganfall bleibt er oder sie dann mit sehr hoher Wahrscheinlichkeit verschont.

Es war klar, dass Markus entgiften musste, noch dazu, weil er rauchte. Ich fragte ihn, ob er bereit wäre aufzuhören, und er sagte, dass er bereit wäre, alles zu tun, solange nur »DAS« wieder aufhörte.

Insgeheim musste ich schmunzeln, weil es manchmal schon wirklich verblüffend ist, dass der Körper ziemlich genau zu wissen scheint, was für Signale er geben muss, damit wieder Rücksicht auf seine Bedürfnisse genommen wird. Hätte Markus Kopfschmerzen bekommen, hätte er wahrscheinlich Schmerztabletten genommen und nicht weiter darüber nachgedacht.

Also verordnete ich ihm eine ganz ähnliche Therapie wie Sabrina. Eine sukzessive Steigerung der Entgiftungsmaßnahmen bei gleichzeitiger Entwöhnung von den Zigaretten.

Wenn es darum geht, mit dem Rauchen aufzuhören, gibt es ja die verschiedensten Ansätze. Man hört oft, dass das langsame Reduzieren völlig sinnlos ist, man stattdessen nur mit einem Schlag aufhören könne.

Hier muss ich zugeben, dass ich seinerzeit auch auf einen Schlag aufgehört habe. Es war so ähnlich wie bei meiner Krankheit, ich wachte eines Tages auf und wusste: Es ist vorbei. Es passt nicht mehr, ich höre auf.

Methode brauchte ich demzufolge keine, weil ich einfach nicht mehr wollte. Ich hatte auch keinerlei Entzugserscheinungen.

Vielleicht wundern Sie sich jetzt, dass jemand wie ich, der über das Entgiften schreibt und so eine schwere Herzerkrankung hatte, geraucht hat. Doch es zeichnet mich aus, dass ich mir in vielen Lebensbereichen beide Seiten sehr gründlich angeschaut habe. Man macht im Lauf eines Lebens eben eine Menge Dinge, auf die man hinterher nicht unbedingt stolz ist, aus denen man dafür aber vielleicht etwas lernen kann. Ich habe sehr früh mit dem Rauchen angefangen und auch sehr früh, nämlich mit Anfang 20, wieder damit aufgehört.

Ich beobachte, dass genau diejenigen, die mehr rauchen und auch schon unangenehme Nebenwirkungen haben, sich oft leichter damit tun, es bleiben zu lassen, während die, die nur wenige Zigaretten am Tag oder überhaupt nur zu besonderen Anlässen rauchen, oft keinen Sinn darin sehen, sich diesen »Genuss« zu versagen.

Zweifelsohne ist es aber natürlich so, dass das Rauchen den Säure-Basen-Haushalt des Körpers immens belastet und man sich schon einige Ernährungssünden erlauben kann, um ähnlich stark zu übersäuern.

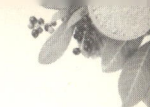

Rauchen und Ernährungssünden zusammen und dann auch noch Stress sind keine gute Mischung.

Ich halte von der schrittweisen Reduktion der Zigarettenmenge allein nicht besonders viel. Sehr kraftvoll ist es allerdings, wenn man, ähnlich wie ich es mit Sabrinas Chips beschrieben habe, die Glimmstängel, die man sonst an diesem Tag noch geraucht hätte, in den Mülleimer wirft.

Mit diesem Ritual befreit man sich quasi aus der Opferhaltung. Man signalisiert sich selbst, dass man die Kontrolle wiederhat. Nicht mehr die Zigarette hat die Macht, mich zu zerstören, sondern ich zerstöre die Zigarette. Erfahrungsgemäß ist es den meisten (Ex-)Rauchern so unangenehm, jeden Tag mehr ihrer einst so treuen Freunde in den Müll zu werfen, dass sie es vorziehen, ganz aufzuhören.

Konkret bei Markus war es so, dass er es zwei Tage lang auf diese Art praktizierte und sich dann keine neuen Zigaretten mehr besorgte. Ich hatte ihm davor auch ziemlich genau erklärt, warum er diese Panikattacken hatte und dass es wenig Sinn hätte, ihn zu entgiften, wenn er weiterrauchte. Es geht im Leben nichts über einen guten Grund. Das habe ich schon gesagt, ich weiß, aber man kann es nicht oft genug sagen.

Auf was ich gerade bei gestressten Menschen auch großen Wert lege, ist Bewegung. Unser Körper ist evolutionsbiologisch darauf ausgelegt, in Gefahrensituationen kurzzeitig Stresshormone an das Blut abzugeben und diese dann durch Bewegung, nämlich Kampf oder Flucht, wieder abzubauen.

Produzieren wir die Hormone aber den ganzen Tag und bewegen uns so gut wie gar nicht dabei, ist das eine große Belastung.

Selbstverständlich muss man die Bewegung dem Trainingszustand anpassen und langsam steigern. Wenn das Ziel der körperlichen Betätigung ist, den Körper zu entlasten, sollte man stets im aeroben Bereich trainieren, also bei mäßiger Pulszahl, und nach den ersten Minuten völlig ohne Atemnot.

Markus entschied sich dafür, täglich mit seiner Freundin eine halbe Stunde Nordic Walken zu gehen, und schlug zwei Fliegen mit einer Klappe, weil er ihr damit eine große Freude machte.

In die Entgiftung startete er mit zwei basischen Vollbädern in der Woche und dazwischen zwei bis drei Fußbädern. Als ich ihn drei Wochen später zu einer zweiten Sitzung sah, hatte er keine einzige Panikattacke mehr gehabt und fühlte sich großartig. Er wollte alles so beibehalten und mit mir in Mailkontakt bleiben. Ich hörte dann aber erst ein halbes Jahr später zu Weihnachten wieder von ihm, als er mir gute Wünsche und die großartige Nachricht übermittelte, dass er nie wieder Schwierigkeiten gehabt hätte.

Eine nachhaltige Behandlung, die nicht auf Unterdrückung basiert, muss nicht unbedingt zeitraubend sein, vor allem dann nicht, wenn man gar nicht erst lange zuwartet, bis man etwas unternimmt. Gerade bei Panikattacken habe ich es oft erlebt, dass die Klienten schon nach ein bis zwei Sitzungen keine Begleitung mehr benötigt haben.

Simon, 10

Ganz ähnlich wie bei Markus war der Fall von Simon gelagert. Er kam Ende November mit seiner Mutter zu mir, weil er seit etwa zwei Wochen Angstzustände hatte.

Im September hatte er auf das Gymnasium gewechselt, und die Mutter machte sich Sorgen, dass er irgendwelche Schwierigkeiten dort hatte, die er ihr nicht anvertrauen wollte.

Das klärende Gespräch ergab aber, dass er sich tatsächlich wohlfühlte und sowohl mit den Lehrern als auch mit den Mitschülern gut zurechtkam. Auch seine Leistungen waren bisher gut gewesen, weil er sich sehr bemühte.

Durch intensives Nachfragen fand ich schließlich heraus, dass Simon in den Sommermonaten schon seit vier Jahren zweimal wöchentlich zum Fußballtraining ging. Am Wochenende fand darüber hinaus oft ein Spiel statt. Da es aber keine Möglichkeit gab, in der Halle zu trainieren, wurde das Training über die Wintermonate immer ausgesetzt und im Frühling wieder aufgenommen. Vier Wochen vor unserem Termin war in diesem Jahr die Saison beendet worden, und seit zwei Wochen hatte er die Ängste.

Hier sah ich einen Zusammenhang, denn für Simons Körper waren hier scheinbar zwei Stressfaktoren zusammengekommen, einerseits der Schulwechsel, den er aber so lange noch gut wegstecken konnte, solange er die damit verbundene Belastung über die körperliche Betätigung abbauen konnte. Als die schließlich wegfiel, schlug das System Alarm.

Ich erklärte der Mutter, dass ich zunächst ausprobieren wollte, ob es durch basisches Baden und eine andere sportliche Betätigung zu einer Besserung kommen würde. Erst wenn dies nicht der Fall sein sollte, wollte ich mich auf die Suche nach weiteren Ursachen machen.

Doch wie ich es erwartet hatte, war das nicht mehr nötig. Simon willigte ein, wie sein älterer Bruder ins Judo-Training zu gehen, und konnte auch umgehend damit beginnen. Mit zwei wöchentlichen basischen Vollbädern dazu war das Problem innerhalb kürzester Zeit erledigt.

Karl, 41

Karl kam zu mir wegen eines stressbedingten Magengeschwürs, das bereits vor mehr als einem Jahr diagnostiziert worden war. Doch schon seit vielen Jahren hatte er immer wieder Magenschmerzen und Sodbrennen gehabt. Mittlerweile hatte er auf Anraten seines Arztes bereits sein Arbeitspensum reduziert, doch es hatte sich keine merkliche Verbesserung ergeben. Trotz der Säurehemmer, die er täglich einnahm, hatte er ständige Schmerzen.

Zunächst einmal fiel mir auf, dass Karl auch seelisch einen belasteten Eindruck machte. Das Gespräch ergab, dass sehr viel Verantwortung auf ihm lastete, einerseits in der Firma, andererseits gab es zu Hause eine kleine Landwirtschaft, die offiziell seine Eltern führten. Die Realität sah anders aus, vieles blieb an ihm hängen, und zudem gab es auch noch ständig Streit zwischen seinen Eltern und seiner Frau.

Er bekam von mir diesbezüglich ein ausführliches Coaching und konkrete Übungen, wie er nach und nach in seine Eigenverantwortung kommen und sich selbst nicht mehr als Spielball seiner Angehörigen fühlen konnte.

Im Zusammenhang mit der Entgiftung ist es interessant zu wissen, dass sich Magenprobleme in der Regel aus der Kombination von einem Wassermangel und der Aufnahme von zu viel tierischem Eiweiß ergeben.

Die Magenschleimhaut sollte eigentlich zu 98 Prozent aus Wasser bestehen. Wenn jedoch überdurchschnittlich viele Nahrungsmittel mit einem hohen Gehalt an tierischem Protein gegessen werden, muss auch überdurchschnittlich viel Salzsäure produziert werden. Aus der Salzsäure entsteht bei der anschließenden Neutralisation durch Natriumbicarbonat Salz, und Salz zieht osmotisch Wasser an, es zieht also Wasser aus der Schleimhaut heraus. Wenn genug getrunken wird, kann der Verlust ausgeglichen und Salzablagerungen können ausgeschwemmt werden, wenn nicht, schaukelt sich die Situation im Lauf der Zeit immer mehr auf.

Karl war eigentlich der Prototyp eines Magenpatienten, weil er durch die eigene Landwirtschaft überdurchschnittlich viel Fleisch und Speck konsumierte und andererseits überhaupt kein reines Wasser trank. Sein Körper musste allein mit Kaffee, Bier und selbst gemachtem Apfelsaft

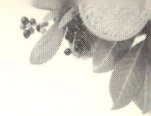

über die Runden kommen. So war der Weg also recht klar, den wir zu gehen hatten.

Ich lud ihn ein, seinen Fleischkonsum umgehend drastisch zu reduzieren, ebenso wie den Genuss von Kaffee, raffiniertem Kochsalz und Alkohol, wegen der dehydrierenden Eigenschaften dieser Substanzen. Auch auf Apfelsaft sollte er in der nächsten Zeit gänzlich verzichten und stattdessen drei Liter Wasser täglich trinken, am besten warm. Vor allem wenn Schmerzen auftreten würden, sollte er umgehend ein Glas Wasser trinken.

Parallel dazu sollte er zunächst jeden zweiten Tag ein basisches Fußbad machen und einmal in der Woche ein Vollbad.

Außerdem erzählte ich ihm, dass ich mir persönlich gerne mit dem Reishipilz helfe, wenn ich Magenprobleme habe. In getrockneter Form kann man ihn im Internet bestellen. Man reibt dann mit viel Kraft ein wenig (circa einen Teelöffel) von dem steinharten Ding herunter und weicht es in einem Glas Wasser ein, bevor man es dann trinkt.

Als wir uns zwei Wochen später das zweite Mal sahen, sah Karl ganz anders aus. Seine Gesichtsfarbe hatte sich genauso verändert wie seine Mimik, er wirkte wesentlich gesünder und entspannter.

Die Veränderungen waren ihm gar nicht so schwergefallen, wie er gedacht hätte, berichtete er. Er aß nur noch einmal pro Woche Fleisch und trank nur eine Tasse Kaffee am Tag, nämlich am Morgen. Auch alle meine anderen Tipps hatte er restlos umgesetzt, selbst den Reishi hatte er sich besorgt.

Was die Medikamente anbelangt, kennen Sie meine Meinung. Eine Unterdrückung von Symptomen trägt nicht zur Heilung bei und verhindert stattdessen natürliche Regulationsmechanismen, sodass sich der Zustand mit der Zeit noch stärker verschlimmert als ohne Medikamente.

Selbstverständlich darf ich diesbezüglich meinen Klienten aber nicht raten.

Die optimale Version sieht immer so aus, dass der Betroffene seinen Arzt bestimmt darum bittet, ihn beim Absetzen anzuleiten und zu unterstützen.

Lehnt der Arzt die Hilfe strikt ab, weil er möchte, dass die Substanz weiterhin eingenommen wird, kann der Patient nur auf eigene Verantwortung absetzen oder eben nicht.

Ich halte mich hier komplett raus.

In Karls Fall sah es so aus, dass er nach unserem zweiten Termin, als es ihm also schon deutlich besser ging, auf eigene Verantwortung die Säurehemmer wegließ, sie aber zunächst noch in der Hosentasche mitführte, um im Notfall darauf zurückgreifen zu können. Er benötigte sie jedoch nicht mehr.

Es dauerte etwa vier Monate, bis Karls Beschwerden vollständig verschwunden waren. Seine Ernährungsumstellung hat er beibehalten.

Elke, 36

Elke hatte bis auf eine schmerzhafte und relativ starke Regelblutung keine Beschwerden, versuchte aber seit vielen Jahren vergebens, abzunehmen. Bei einer Größe von 1,70 wog sie 82 Kilogramm und wollte mindestens 15 davon verlieren. In meinem Buch *Körperwissen einmal anders* habe ich bereits ein Fallbeispiel zum Thema Übergewicht und auch mögliche seelisch-geistigen Ursachen davon behandelt. Nachdem aber sicher viele Leser dieses Buch gekauft haben, weil sie Gewicht verlieren wollen, möchte ich unbedingt auch hier noch einmal darüber schreiben.

Ein Grund, warum ganz viele Diäten nicht funktionieren, obwohl sich die Leute wirklich quälen, ist der, dass es trotz der veränderten Ernährung bisweilen relativ lange dauern kann, bis die Schlacken aus dem

Bindegewebe entfernt werden können. Vor allem, wenn zu wenig Wasser getrunken wird. Gerade Übergewichtige trinken oft bewusst zu wenig, weil sie die Beobachtung machen, dass ihr Körper Wasser einspeichert. Deswegen ziehen sie den falschen Schluss, es würde ihnen schaden.

Das Wasser wird eingelagert, um die Säureflut zu verdünnen und das Gewebe zu schonen. Solange die Schlacken nicht durch Entgiftungsmaßnahmen entfernt werden, kann dieses Wasser nicht ausgeschieden werden, und außerdem, wie Sie als echte EntgiftungsexpertIn schon wissen, ist die Versorgung der Zellen sehr stark eingeschränkt. Sie haben Hunger und womöglich sogar noch einen Sauerstoffmangel.

Wenn hier nur die Nahrung reduziert wird, ändert sich daran zunächst nichts, außer dass das Hungergefühl nahezu unerträglich wird.

Mein Ansatz ist bei gewünschter Gewichtsabnahme genau der umgekehrte. Gerade in der ersten Phase lege ich überhaupt keinen Wert auf Nahrungsreduktion. Es sollte möglichst hochwertige Nahrung aufgenommen werden, also viel Obst und Gemüse, dafür aber ruhig reichlich. Das Allerwichtigste ist jedoch, schnellstmöglich das Gewebe zu befreien, damit die Zellen Nährstoffe bekommen und aufhören können, an das Gehirn zu melden, dass sie am Verhungern sind. Frühestens wenn gewährleistet ist, dass die Stoffe, die aufgenommen werden, auch dort angekommen, würde ich die Nahrung reduzieren. Sofern das überhaupt noch notwendig ist, weil allein die Ausscheidung der Schlackenstoffe und des zur Verdünnung eingelagerten Wassers ja bereits eine Gewichtsreduktion bedeutet.

Die Gewebeentschlackung erfolgt, wie gehabt, selbstverständlich mit ausreichend Trinkwasser, dann zunächst mit basischen Anwendungen, einer sich anschließenden Darmreinigung und einer Leberreinigung.

Nicht nur während der Phase der Gewichtsreduktion, sondern auch zukünftig ist so eine vernünftige Versorgung gewährleistet, und es müssen keine großen Nahrungsmengen mehr aufgenommen werden, um das

Hungergefühl zu stillen. Auch Heißhungerattacken werden nicht mehr auftreten.

Zusätzlich unterstützen kann und sollte man auch hier wieder mit mäßiger Bewegung. Vorsicht vor Überforderung, weil sonst ein Säureschub die Folge ist, der wieder zu Wassereinlagerungen ins Bindegewebe führt und Mineralien entzieht.

Noch einmal zusammengefasst

Ich denke, Sie haben gesehen, dass es gar nicht so schwer ist, sich selbst bei nahezu allen Beschwerden zu helfen beziehungsweise die Vitalität zu steigern.

Wenn Sie sich ein wenig Zeit lassen, die Maßnahmen sukzessive steigern und stets auf Ihr Gefühl achten, werden Sie sich sicher nicht schaden.

Die Aufnahme von ausreichend Trinkwasser ist das A und O. Wenn diese wichtige Grundvoraussetzung nicht erfüllt ist, können Sie sich sämtliche andere Maßnahmen sparen. Wenn Sie das Gefühl haben, dass Sie das Wasser nicht gut vertragen, ist das ein deutliches Zeichen, dass hier eine echte Mangelsituation vorliegt. Steigern Sie dann auch die Wassermenge schrittweise und verwenden Sie heißes Wasser.

Auch bei den basischen Bädern können Sie im Grunde nichts verkehrt machen, sofern Sie nicht zu heiß baden. Je öfter Sie baden, umso schneller werden Sie einen Effekt erzielen, doch wenn Sie Nebenwirkungen bemerken sollten, schalten Sie einen Gang zurück und machen Sie Fußbäder.

Die Darm- und die Leberreinigung sind besonders effektiv, mit diesen Maßnahmen sollten Sie aber nicht beginnen. Führen Sie Ihren Körper langsam dorthin, wo Sie mit ihm hingehen wollen, und bleiben Sie in ständiger Kommunikation mit ihm. Wenn Sie eine Entzündung in Ihrem Darm vermuten, verwenden Sie Käsepappeltee für die Einläufe.

Ihr Gewebe zu entlasten wird sich positiv auf Ihr gesamtes Lebensgefühl auswirken und kann Ihnen bei eigentlich allen Beschwerden schnelle Linderung verschaffen.

Denken Sie bitte nicht nur bei chronischen, sondern auch bei akuten Symptomatiken wie Infektionskrankheiten, Verletzungen, Muskelkater, Kopfschmerzen, Katerbeschwerden nach Alkoholgenuss, Magenverstimmung, Müdigkeit etc. an diese Maßnahmen, bevor Sie zur Tablette greifen. Erst recht natürlich bei Ihren Kindern. Wenn Sie sie beizeiten damit bekannt machen, werden Sie es Ihnen mit Sicherheit ein ganzes Leben lang danken.

Bei folgenden chronischen Beschwerden habe ich bei meinen Klienten in den letzten Jahren fantastische Erfolge mit dem Entschlacken erzielt:

- Allergien
- Gelenksbeschwerden
- Chronische Darmentzündungen wie Morbus Crohn oder Colitis ulcerosa
- Hautkrankheiten wie Neurodermitis oder Psoriasis
- Menstruationsbeschwerden sowie Wechselbeschwerden
- Rheumatische Erkrankungen
- Migräne
- Sogenannten psychischen Problematiken wie Depressionen, Angststörungen, Zwängen, Hyperaktivität
- Krebserkrankungen

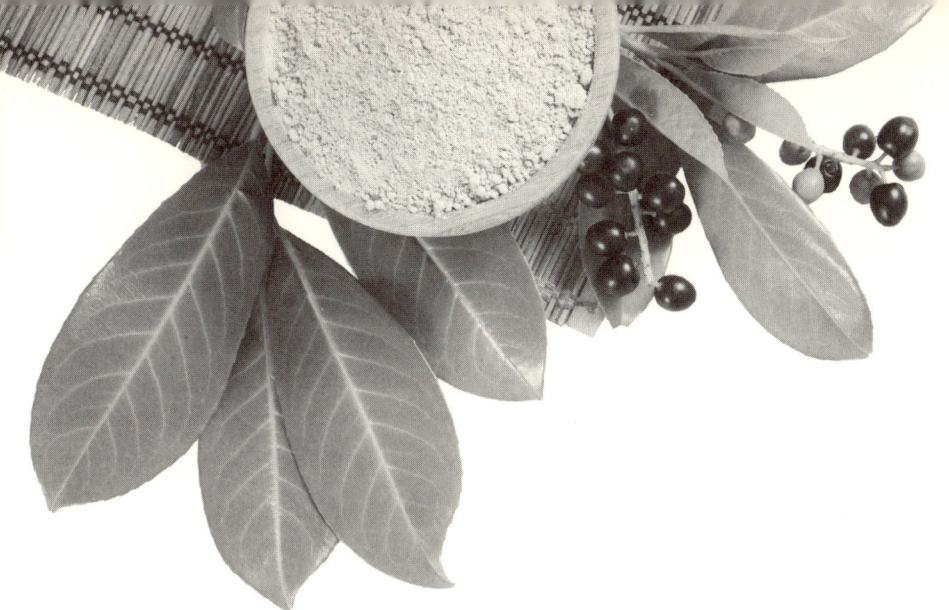

Noch einige wichtige, häufig gestellte Fragen

Darf ich während der Schwangerschaft entgiften?

Es wird Ihnen und Ihrem Kind guttun, wenn Sie die Gewohnheiten, die Sie auch vor der Schwangerschaft hatten, beibehalten. Wenn Sie an regelmäßige Vollbäder und Einläufe gewöhnt sind, können Sie das auch während der Schwangerschaft so beibehalten.

Wenn Sie noch nie entgiftet haben, würde ich Ihnen zu gelegentlichen Fußbädern und maximal einem Vollbad pro Woche raten.

Wenn Sie Schwierigkeiten mit der Verdauung haben, können Sie gerne auch einzelne Einläufe machen, das ist in jedem Fall schonender für das Kind, als Abführmittel einzunehmen. In keinem Fall sollten Sie eine komplette Darmreinigung oder gar eine Leberreinigung während der Schwangerschaft durchführen, weil hier zu viele Stoffe auf einmal mobilisiert werden, die zumindest kurzzeitig im Blut unterwegs sind und so auch in den kindlichen Kreislauf gelangen.

Übertreiben Sie es auch mit dem basischen Baden nicht, wenn Sie es vorher noch nie gemacht haben.

Die optimale Situation ist die, dass Sie, wenn Sie eine Schwangerschaft planen, den Körper darauf vorbereiten und vorab entgiften. Dann findet Ihr Kind vom ersten Tag an optimale Bedingungen vor, und Sie können gerne die gewohnten Maßnahmen weiter durchführen, sofern Sie Ihnen guttun. Zwingen Sie sich zu nichts.

Darf in jedem Alter entgiftet werden?
Grundsätzlich ja. Die älteste Dame, die auf mein Anraten eine komplette Darmreinigung durchgeführt hat, war über 80. Hierzu muss natürlich eine gewisse Agilität noch vorhanden sein. Ist dies nicht der Fall und der-oder diejenige möchte aus freien Stücken daran etwas ändern, spricht nichts dagegen, mit basischen Anwendungen und Bewegungsübungen zu beginnen und gegebenenfalls später mit Unterstützung durch Angehörige auch Einläufe zu machen.

Kinder, vor allem kleine Kinder, würde ich nur dann komplett entgiften, wenn es wirklich einen Grund dafür gibt, also Beschwerden da sind, und sie einverstanden sind.

Gegen einzelne Einläufe und basische Bäder spricht in keinem Fall und in keinem Alter etwas, und gerade bei Infektionen oder Verstopfung sollte man unbedingt daran denken und auf diese Weise schnelle Soforthilfe leisten.

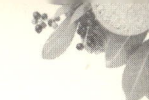

Ist es eine gute Idee bei der Suchtentwöhnung, z.B. von Zigaretten oder Alkohol, entgiftend zu unterstützen?

Definitiv ja.

Gibt es einen Fall, bei dem Sie komplett von jeglichen Entgiftungsmaßnahmen abraten würden?

Einen einzigen: Wenn Menschen über Jahrzehnte mit hohen Dosen Cortison behandelt wurden, zum Beispiel aufgrund einer Autoimmunerkrankung, und das im äußeren Erscheinungsbild schon sehr deutlich sichtbar ist. Die Anzeichen, von denen ich hier spreche, sind starkes Aufgeschwemmtsein und eine Haut wie Pergament, die leicht aufreißt. Hier würde ich nicht entgiften. Es besteht die Gefahr, dass die extrem angegriffene Haut und auch die Schleimhäute bei der Passage der Abbauprodukte des Cortisons aufgehen und nicht mehr abheilen können.

Was kann man tun, wenn die Entgiftung nicht den gewünschten Erfolg bringt?

Dann sollte man sich unbedingt ansehen, was für seelisch-geistige Konflikte vorhanden sind und was für Wege es gibt, hier zu einer Lösung zu finden.

In meiner Arbeit beziehe ich diesen Aspekt von Anfang an mit ein.

Wie kann man einschätzen, ob ein vollständiges Verschwinden der Symptome möglich oder vollkommen utopisch ist?

Nachdem ich zum Großteil mit Menschen arbeite, die längst nicht auf dem ersten Weg zu mir kommen, sondern schon an mehreren anderen Stellen keine Hilfe gefunden haben, bin ich relativ respektlos gegenüber Diagnosen geworden.

Ich gehe eigentlich immer primär davon aus, dass eine vollständige Heilung möglich ist, sofern der Betroffene das möchte.

Der ausschlaggebende Punkt ist für mich nicht die Art der Diagnose, sondern die mentale Stärke und der Wille des Menschen.

Das hat im Übrigen nicht das Geringste mit einem Heilversprechen zu tun, weil ich mit den Menschen, die zu mir kommen, rein überhaupt nichts mache, als ihnen Wege aufzuzeigen, was sie selbst tun können. Ich mache niemanden gesund.

Kann man mit dieser Art der Entgiftung auch Schwermetalle ausleiten?

Rein theoretisch, also nach Lehrbuch, nein. Praktisch habe ich durchaus das Gefühl, dass es bisweilen funktioniert.

Zum Beispiel hat mir eine Klientin berichtet, dass sie ihre Entgiftungskur mit Trampolinspringen begleitet hat, was sich bekanntermaßen besonders aktivierend auf die Lymphe auswirkt.

Anfangs konnte sie nur wenige Minuten springen und hatte dann das Gefühl, umgehend ins Basenbad gehen zu müssen. Schritt für Schritt konnte sie die Belastung steigern, sie badete aber immer sofort nach dem Springen.

Nach drei Monaten ergab eine kinesiologische Testung, dass ihre Schwermetallbelastung verschwunden war, die zuvor positiv getestet hatte.

In der Praxis überprüfe ich also mit dem Muskeltest, was gemacht werden muss. Selbst wenn eine Schwermetallausleitung nötig ist, testet sie eigentlich nie als erste Priorität. Also stabilisiere ich zunächst durch eine allgemeine Entgiftung das gesamte System, teste anschließend noch einmal und ermittle gegebenenfalls regelmäßig für den Klienten über seine Muskeln die notwendige Dosis an Mikroalgen und in weiterer Folge Koriander. Die Mittel bestellt er sich selbst.

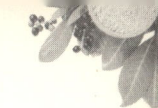

Gibt es noch weitere Tipps, wie ich mir den Entgiftungsvorgang erleichtern kann?

Am meisten helfen Sie sich selbst, wenn Sie einen guten Grund haben, Ihr Vorhaben tatsächlich umzusetzen. Stellen Sie sich detailreich vor, was alles anders sein wird, wenn Sie es geschafft haben, am besten in ganz konkreten Bildern. Was werden Sie tun können, wie werden Sie sich fühlen? Was werden Sie dann machen, was Ihnen zum jetzigen Zeitpunkt noch schwerfällt?

Wer wollen Sie heute in einem Jahr sein?

Auf welche Bereiche Ihres Lebens wird es sich auswirken, wenn Sie sich rundum gut in Ihrem Körper fühlen?

Denken Sie hierbei auch über sich selbst hinaus. Was für einen Unterschied wird es für Ihr Umfeld machen? Könnte es sein, dass sich dadurch auch Veränderungen in Ihren Beziehungen oder in Ihrem beruflichen Erfolg ergeben? Wie wird es für Ihre Kinder sein zu erleben, dass Sie das schaffen? Könnte es auch deren Leben beeinflussen?

Wenn Sie diese Fragen einmal auf sich wirken lassen, werden Sie die Kraft dahinter spüren. Wenn Sie ein Zielbild von sich selbst in der Zukunft vor sich haben, das Sie wirklich erreichen wollen, dann wird Ihnen das helfen, über momentane Befindlichkeiten hinwegzugehen und sich selbst immer wieder zu den nächsten Schritten zu motivieren.

Vermutlich wird es Ihnen aber wesentlich weniger schwerfallen und Sie werden sich besser fühlen, als Sie sich das jetzt vorstellen können.

Schwer erscheint es vor allem, solange Sie noch nicht die Startlinie überquert haben. Mit jedem einzelnen Schritt, den Sie setzen, sammeln Sie Erfolgserlebnisse. Erstens, weil Sie sich über Ihre eigenen Grenzen erhoben haben, und zweitens, weil sich Ihr Befinden sehr schnell verbessern wird, genauso wie Ihr äußeres Erscheinungsbild.

Ich schätze diese Methoden vor allem wegen Ihrer Einfachheit und weil man nicht leidet, während man Sie anwendet. Sowohl das basische

Baden als auch der Einlauf und sogar die Leberreinigung sind eine sehr angenehme Erfahrung, die Sie mit Freude erfüllen wird. Einzig die ersten Tage einer Pilzdiät könnten Sie auf eine härtere Probe stellen.

Eine weitere Hilfe ist es natürlich, den Weg gemeinsam zu gehen, zum Beispiel mit einer guten Freundin oder dem Partner. Oder Sie leisten sich eine professionelle Begleitung.

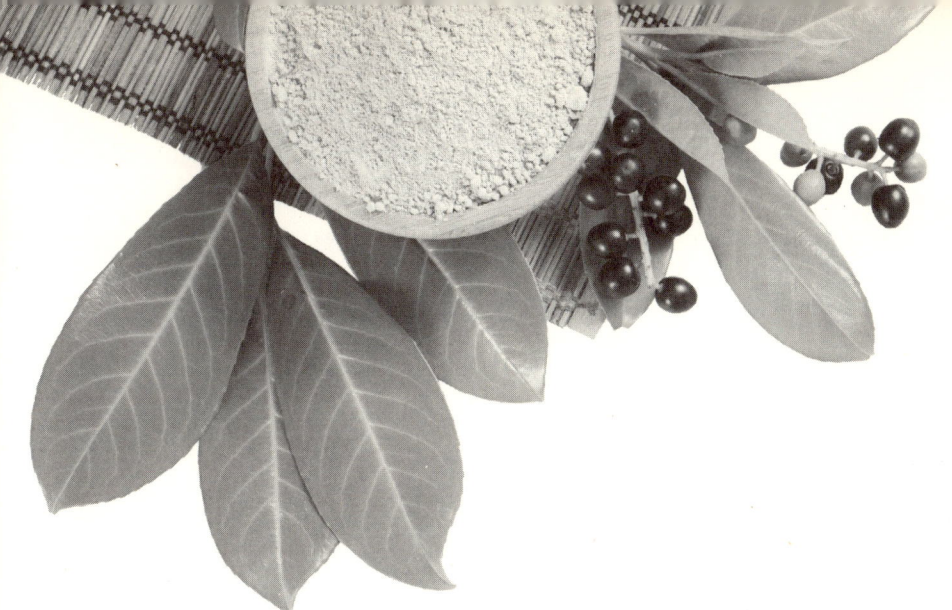

Entgiften im übertragenen Sinn

Unser Körper ist die materielle Spiegelung der seelisch-geistigen Ebene. Was dort nicht wahrgenommen und bearbeitet wird, sinkt auf die körperliche Ebene, wo es meist nicht lange ignoriert werden kann.

Es ist kein Wunder, dass unsere Körper so viel einlagern. Man kann es durch die Lebensumstände natürlich erklären, aber wenn man es auf andere Art und Weise betrachtet, sind auch diese nur Spiegelungen. Im Geist fängt es an. Alles, was existiert, ist zuerst in irgendeinem Geist entstanden. Zuerst ist die Idee, dann der Plan, dann die Verwirklichung, und mindestens genauso oft passiert es, dass der Geist mehr oder weniger unbewusst auf Negatives ausgerichtet ist und sich das verwirklicht.

Ohne jetzt tiefer in die Philosophie einzusteigen oder zu diskutieren, lassen Sie uns doch einfach einmal überprüfen, wie es auf der geistig-seelischen Ebene in unserer Gesellschaft mit dem Loslassen aussieht und wie bei Ihnen persönlich.

Ich habe in meinem Leben selten jemanden kennengelernt, der es beherrschte, wirklich loszulassen. Genau genommen kann ich mich im Moment an gar niemanden erinnern. Diejenigen, die es »können«, tun es, weil sie die Notwendigkeit erkennen, aber nicht, weil sie es ebenso genießen wie das Annehmen. Wir haben es einfach nicht gelernt. Unsere Gesellschaft ist trotz unseres Reichtums geprägt von einem Mangeldenken. Viele Menschen tragen eine permanente latente Angst in sich, zu kurz zu kommen und ungerecht behandelt zu werden. Die meisten von denen, die diese Angst nicht mehr haben, konnten sich erst nach jahrelanger Arbeit an sich selbst davon befreien. Sie wird uns von allen Seiten von klein auf vorgelebt, und ohne es zu bemerken, übernehmen wir sie.

Wie viele Menschen kennen Sie, die das tiefe Vertrauen in sich haben, immer genug zu haben, die absolut freizügig sind in ihrem Geben, ohne aufzurechnen und eine Gegenleistung zu erwarten, und die sowohl Gegenstände als auch Tiere und Menschen in ihrem Leben einfach ziehen lassen können, ohne unsägliche Schmerzen deswegen zu leiden?

In anderen Kulturen ist das anders. In vielen Teilen der Welt sind die Menschen wesentlich freigebiger, obwohl sie weniger haben, und feiern teilweise sogar Todesfälle. In Thailand zum Beispiel ist eine Beerdigung ein rauschendes Fest. Warum auch nicht, schließlich geht es dem geliebten Toten jetzt gut, und die Verbindung zwischen den Seelen und die Liebe sind sowieso ewig. Alles nur eine Sache der Interpretation.

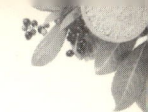

Loslassen bedeutet, Kreisläufe vollenden zu können

Nicht loslassen zu können oder zu wollen bedeutet, Kreisläufe nicht zu vollenden. Der Fluss des Lebens besteht im Nehmen und Geben, und zwar in ziemlich genau demselben Grad. Sonst kommt es zu Verstopfung und Stagnation, und Stagnation bedeutet Tod.

Das ist es, was sich in unseren Körpern zeigt. Es geht im Verhältnis viel mehr hinein als hinaus, das, was zu viel ist, beginnt zu faulen und alles zu verstopfen, und am Ende vergiften wir uns selbst. Dabei geht sukzessive unsere Lebendigkeit verloren und unsere Verbindung zu unserer wahren Natur.

Wenn wir uns so verhalten, sind wir kein Teil der Natur mehr, wir stellen uns gegen das Leben.

Können Sie sich einen Baum vorstellen, der sich im Herbst weigert, seine Blätter herzugeben? Eine Blüte, die nicht verblühen will, oder eine Raupe, die kein Schmetterling werden will? Könnte ein Baby denken wie ein Erwachsener, würde es sich mit ziemlicher Sicherheit mit all seiner Kraft gegen die Geburt wehren. Warum sollte es die warme Geborgenheit des mütterlichen Leibs aufgeben, um sich unter Schmerzen in einen schleimigen engen Kanal pressen zu lassen?

Es ist tatsächlich unser Denken, das uns von der Natur entfernt. Wir glauben, alles besser zu wissen als das Leben, und wollen alles kontrollieren. Dabei bringen wir uns unmerklich immer mehr in die Bredouille, und wenn wir endlich merken, wo wir hingeraten sind, können wir nicht mehr nachvollziehen, wie das passieren konnte.

Ich weiß hier wirklich, wovon ich spreche, denn als ich begann, mit Bewusstsein auf die Dinge zu schauen, durfte ich feststellen, dass ich eigentlich mit allen Aspekten des Loslassens erhebliche Probleme hatte. Abschiede jeder Art konnte ich kaum ertragen. Selbst wenn es sich nur um Bekannte handelte und ich wusste, ich würde sie länger nicht mehr sehen, löste das einen unglaublichen Schmerz in mir aus. Bei Familie und lieben Freunden litt ich im Anschluss an schöne gemeinsame Stunden oft tagelang.

Abgeschlossene Zyklen wie das Ende der Schulzeit oder des Studiums waren für mich kein Grund zu feiern. Als mein gesamter Jahrgang bei der Abiturfeier gemeinsam auf der Bühne das Abschlusslied singen sollte, war ich leider nicht dabei, weil ich in einem der Gänge des Schulhauses auf dem Boden kauerte und Rotz und Wasser heulte. Da ich nämlich noch dazu das mit dem Hineinsteigern konnte, habe ich später dann auch das Buch *No Drama* geschrieben.

Weiterhin konnte ich irgendwann beobachten, dass ich gerade wichtige Dinge deswegen längstmöglich vor mir herschob, weil ich Angst davor hatte, zu einem Ende zu kommen. Eine Angst, danach in ein Loch zu fallen, dass es nicht gut genug sein würde oder dass ich, obwohl es gut sein würde, vielleicht trotzdem nicht glücklich wäre. Auf diese Art und Weise sabotierte ich über Jahre meinen beruflichen Erfolg.

Dass ich keine Gegenstände loslassen konnte und stark zum Sammeln neigte, versteht sich ja fast schon von selbst. Auch verleihen wollte ich nichts, ich vermutete ja schon, dass ich es nicht zurückbekommen würde.

Wie alles andere kann man Loslassen üben

Ich bin mir sicher, bei Ihnen schaut es nicht einmal halb so schlimm aus. Trotzdem gibt es vielleicht im einen oder anderen Bereich noch Luft nach oben, und ich möchte Sie Ihrer Gesundheit zuliebe gerne einladen, das Loslassen auf allen Ebenen ein wenig zu üben.

Die körperlichen Maßnahmen, die Sie in diesem Buch kennengelernt haben, unterstützen Ihren Körper dabei, und das wiederum erleichtert es auch Seele und Geist, hier mitzutun.

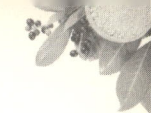

Es ist aber keine schlechte Sache, auch freiwillig noch anderswo anzusetzen.

Wie können Sie das Loslassen auf der seelisch-geistigen Ebene üben, um nicht nur mit dem Körper die Seele zu unterstützen, sondern auch umgekehrt, und so wieder rundum vitaler zu sein?

- Gehen Sie Abschieden nicht aus dem Weg, sondern zelebrieren Sie sie bewusst. Sprechen Sie alles aus, was der andere wissen sollte, vielleicht kommt nie wieder eine Gelegenheit, die passender ist als diese.
- Sprechen Sie auch bei anderen Gelegenheiten aus, was Sie bewegt. Auch beim Aussprechen handelt es sich darum, etwas herauszulassen, selbst wenn es vielleicht Konsequenzen hat.
- Gerade wenn Ihr Darm Probleme damit hat, Dinge herauszulassen, die dann vielleicht unangenehm riechen, überprüfen Sie einmal, wie es auf der Gegenseite Ihres Körpers, also beim Mund, diesbezüglich damit aussieht. Erkennen Sie die Parallele?
- Misten Sie regelmäßig in Ihrer Wohnung aus und trennen Sie sich von Gegenständen, die Sie seit Monaten, vielleicht sogar Jahren, nicht in der Hand gehabt haben.
- Eine bewährte Technik ist hierzu, nicht Zimmer für Zimmer vorzugehen, sondern an einem Platz der Wohnung die Gegenstände einer Gattung aus allen Zimmern aufzutürmen. Also beispielsweise einen Schuhberg aufzutürmen oder einen Bücherberg. Und anschließend Stück für Stück in die Hand zu nehmen und sich ehrlich zu fragen: *»Habe ich diesen Gegenstand im Verlauf des letzten Jahres gebraucht? Bereitet er mir große Freude, wenn ich ihn ansehe?«* Wenn nicht, weg damit. Lassen Sie nicht zu, dass es in Ihrem Keller oder in Ihrem Kleiderschrank zugeht wie in einem verschlackten Darm oder umgekehrt.
- Seien Sie kreativ! Wirklich jeder hat eine kreative Ader! Sie müssen keine Gedichte schreiben, Kunstwerke malen oder Musik komponieren, aber vielleicht schreiben Sie ein Tagebuch, kleben Collagen, er-

finden beim Kochen neue Gerichte. Probieren Sie sich aus, so, wie Sie das als Kind gemacht haben, und erfreuen Sie sich am Tun, ohne sich darum zu kümmern, ob das Ergebnis vorzeigbar sein wird.

- Auch die positiven Dinge verstopfen das System, wenn sie nicht herausdürfen.
- Leben Sie Ihre besonderen Talente aus. Beschenken Sie die Welt mit dem, was nur Sie können. Auch darin besteht eine Form der Großzügigkeit, und trotzdem werden Sie feststellen, dass Sie damit im Endeffekt sich selbst am Allermeisten bereichern.
- Was hatten Sie in Ihrer Kindheit für Träume, und was könnten Sie davon in Ihr heutiges Leben integrieren? Worauf warten Sie?
- Beschenken Sie andere, so bewusst es geht und so oft es geht. Ohne jeden Hintergedanken. Machen Sie sich bewusst, dass Geben viel seliger als Nehmen ist. Ist es nicht eine echt schlimme Angelegenheit, wenn man etwas geschenkt bekommt und selbst für den anderen nichts hat? Dagegen ist die umgekehrte Situation keineswegs unangenehm.
- Oder stellen Sie sich vor, Sie gehen durch die Stadt und ein Bettler bittet Sie um ein bisschen Kleingeld. Sie können ihn ignorieren oder abweisen, in beiden Fällen werden Sie sich aber hinterher schlecht fühlen. Da nützen auch die ganzen wundervollen Argumente nichts, die der Kopf anbietet, um zu erklären, warum diese Reaktion die einzig richtige war.
- Wenn Sie ihm allerdings etwas geben, werden Sie sich gut fühlen, und auch das eventuelle Meckern des Verstands kann das gute Gefühl nicht verscheuchen.
- Vollenden Sie die Kreisläufe, die Sie eröffnen. Wenn Sie sich etwas vornehmen, machen Sie es. Halten Sie sich konsequent an jede Verabredung, die Sie mit sich selbst treffen. Enttarnen Sie Ausreden und Verzögerungstaktiken. Alles, was Sie beginnen und nicht vollen-

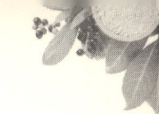

den, beschäftigt Ihr System dauerhaft, wie etwas, das Sie hinunter-
geschluckt haben und nicht verdaut werden kann, sondern im Magen liegen bleibt. Stellen Sie sich bewusst auch der Möglichkeit zu
scheitern. Die Wahrheit ist nämlich, wenn Sie etwas durchgezogen
haben, gibt es gar kein Scheitern. Selbst wenn das Ergebnis nicht das
gewünschte ist, so sind Sie doch ein Held, weil Sie es gemacht haben.

– Durchbrechen Sie immer wieder bewusst Ihre Verhaltensmuster und
probieren Sie Neues aus. Wann immer Sie merken, dass Sie etwas
stets auf die gleiche Art machen, machen Sie es anders und finden
Sie heraus, wie es sich anfühlt. Gerade bei Gewohnheiten fällt vielen
Menschen das Loslassen am allerschwersten, dabei gibt es überhaupt
nichts zu befürchten. Sollten nämlich mit der neuen Variante schlechte Erfahrungen gemacht werden, wird Ihnen nichts leichter fallen, als
zu Ihrer alten Gewohnheit zurückzukehren. Die nimmt Ihnen in der
Zwischenzeit bestimmt niemand weg.

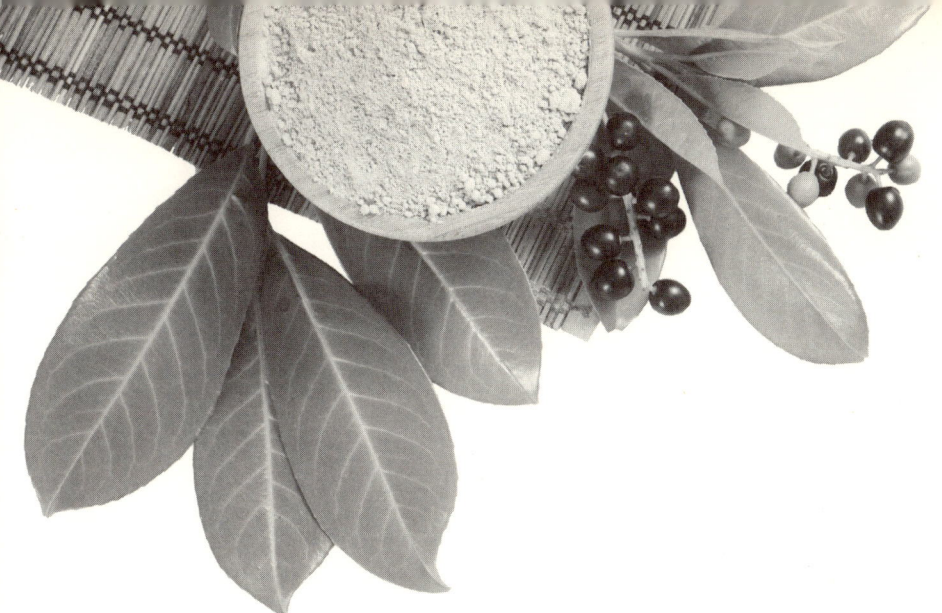

Was Sie sonst noch tun können

Hier möchte ich Ihnen noch ein paar kleine, aber wirkungsvolle Tricks mit auf den Weg geben, mit denen Sie Ihren Körper unterstützen können. Sie sind allesamt sehr einfach, vielen Menschen aber leider nicht bekannt.

- Stimulierende Darmmassagen: Massieren Sie sich mit den Fingerknöcheln Ihrer geballten Fäuste die Außenkanten Ihrer Oberschenkel bis hinunter zum Knie und wieder hinauf. Am besten, wenn Sie nackt unter der Dusche stehen, und geben Sie sich etwas Seife auf die Hände. In dieser Muskelrinne liegen wichtige Stimulationspunkte für den Dickdarm. Es ist gut möglich, dass Sie auf sehr schmerzempfindliche Stellen treffen werden. Massieren Sie dort gerade so fest, dass Sie es gut aushalten können, aber gehen Sie durchaus ein wenig über die Schmerzgrenze. Der Schmerz ist ein Zeichen eines Energiestaus, der gelöst werden sollte. Durch die Massage können sogar blaue Flecken entstehen, das macht aber nichts. Sie sollten diese Übung so lange täglich wiederholen, bis selbst bei starkem Druck keine Schmerzen mehr entstehen. Führen Sie danach regelmäßig alle paar Wochen eine Kontrolle durch, ob noch alles in Ordnung ist.

- Ebenso wirkt es anregend, wenn Sie sich im Uhrzeigersinn den Bauch massieren. Ganz so, wie Sie es beim Einlauf machen würden. Am besten abends im Bett 21 Kreise und am Morgen vor dem Aufstehen noch einmal.

- Dann können Sie noch vom unteren Rand Ihres Brustbeins fest in einer geraden Linie nach unten streichen, bis hinunter zum Schambein. Dabei könnten Sie vielleicht feststellen, dass es in Ihrem Bauch gluckert. Streichen Sie dann so oft wiederholt nach unten, bis das Gluckern weg ist.

- Gönnen Sie Ihrem Darm zwölf Stunden Ruhe am Tag. Weiter vorne im Buch haben Sie schon gelesen, dass der Darm zu den Yang-Organen gehört, die nicht darauf ausgelegt sind, den ganzen Tag über zu arbeiten. Achten Sie deshalb bitte darauf, dass zumindest zwischen Ihrem Abendessen und Ihrem Frühstück mindestens zwölf Stunden Pause liegen. Es ist sehr ungesund, spätabends noch zu essen und dann vielleicht um fünf oder sechs Uhr morgens schon wieder etwas zu sich zu nehmen.

- Essen Sie niemals so lange, bis Sie wirklich nicht mehr können. Damit der Magen die Nahrung mit den Verdauungssäften vermischen kann, muss er sich noch bewegen können. Das ist allerdings nur möglich, wenn circa ein Drittel des Volumens leer bleibt.

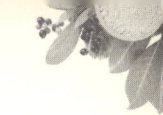

- Achten Sie auf ausreichend ruhigen Schlaf. Sie wissen selbst, wie viele Stunden Schlaf Sie brauchen, um sich erholt zu fühlen. Gönnen Sie Ihrem Körper diese Zeit, so oft es geht, und halten Sie sich an einen fixen Schlafrhythmus.
- Entfernen Sie unbedingt Spiegel aus dem Schlafzimmer oder verhängen Sie sie mit Tüchern. Spiegel beleben die Raumenergie und stören die Tiefschlafphase.
- Auch Elektrogeräte in der Nähe des Schlafplatzes beeinträchtigen die nächtliche Erholung.
- Greifen Sie mit beiden Händen an Ihre Ohrmuscheln und beginnen Sie, am oberen Ohransatz mit festem Druck nach außen zu massieren und dabei das Ohr lang zu ziehen. Streichen Sie nach und nach auf diese Weise das ganze Ohr aus, bis Sie unten am Ohrläppchen angekommen sind. Ein kleines bisschen darf es wieder ruhig wehtun, dadurch lösen sich Energiestaus.
- In unserer Ohrmuschel ist der gesamte Körper repräsentiert, und Sie steigern so schnell und effektiv Ihre gesamte Durchblutung und Leistungsfähigkeit.
- Fuß- und Handmassage: Auch in Hand- und Fußflächen sind die Organe noch einmal abgebildet. Außerdem enden in den Spitzen von Fingern und Zehen die sogenannten Meridiane. Das sind Energieleitbahnen, die man aus der chinesischen Medizin kennt. Es kann Kraft schenken und sogar Schmerzen lindern, wenn Sie Ihre Handflächen und Finger kräftig durchkneten. Achten Sie besonders auf die schmerzhaften Stellen. Wie schaut es zum Beispiel aus, wenn Sie in der Handinnenfläche vom Daumenballen in Richtung der inneren Handkante auf Höhe des Zeigefingergrundgelenks streichen? Hier verläuft auch die Lebenslinie, die bei vielen Menschen leicht bläulich schimmert. Das ist ein Bereich, der bei vielen Menschen bei der Massage schmerzt, er ist mit den Verdauungsorganen assoziiert.

Es kann hilfreich sein, hier zu reiben, wenn Sie Bauchschmerzen haben, auch bei Kindern hilft es gut. In der gleichen Weise können Sie auch Ihre Füße bearbeiten. Die Bauchorgane finden Sie hier in der ausgeprägten Wölbung der Sohle, aber natürlich sollten Sie auch überall anders, wo es wehtut, so lange verweilen, bis der Schmerz nachlässt. Vergessen Sie auch nicht die Außenkanten und die Zehen, Sie werden überrascht sein, wie empfindlich manche Stellen sind.

- Gewöhnen Sie sich an, Schmerzen nicht sofort unterdrücken zu wollen. Vertrauen Sie Ihrem Körper. Schmerzen dienen dazu, das Immunsystem des Körpers zu aktivieren und bestimmte Zellen an den Ort des Geschehens zu locken, damit die notwendigen Reparaturarbeiten durchgeführt werden können.

- Allein durch den inneren Widerstand entsteht oft sehr viel mehr Leid, als eigentlich sein müsste. Gönnen Sie sich ein paar Momente Ruhe, legen Sie die Hand auf die schmerzende Stelle und stellen Sie sich vor, Ihre Atemluft dorthin zu schicken. Vielleicht auch Liebe oder ein Lächeln.

- Gerne können Sie auch noch einen Schritt weiter gehen und bei der entsprechenden Stelle nachfragen, was Sie tun können, um ihr zu helfen. Anfangs werden Sie sich vielleicht komisch dabei vorkommen und auch keine Antwort erhalten, aber wenn Sie es öfter üben, kommen auf einmal Gedanken, Gefühle oder vielleicht sogar Worte, mit denen Sie etwas anfangen können.

- Gehen Sie genauso mit negativen Gefühlen um. Wenn Sie Ihnen Raum geben und sich selbst erlauben, sie zu spüren, gehen sie in der Regel viel schneller wieder, als wenn Sie versuchen, sie zu unterdrücken.

- In meinem Buch *No Drama – vom konstruktiven Umgang mit mächtigen Emotionen* können Sie sich diesbezüglich noch viele weitere Inspirationen holen. Es versteht sich von selbst, dass Sie damit auch Gesundheitspflege betreiben.

– Schaffen Sie sich so viel wie möglich fixe Rhythmen und Rituale. Das stabilisiert Körper, Geist und Seele.

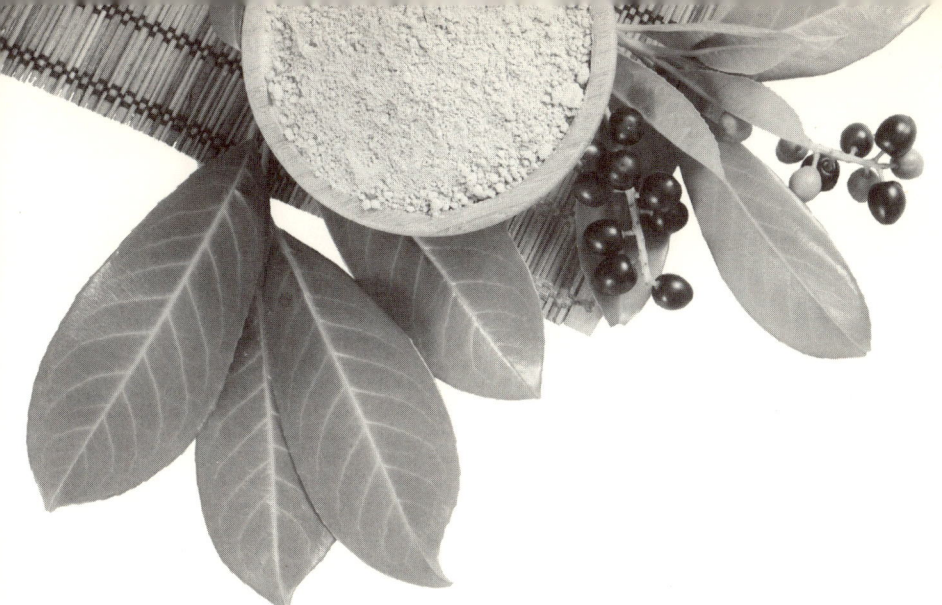

Was ich für Sie tun kann

So wertvoll es ist, Werkzeuge an die Hand zu bekommen, mit denen man sich selbst helfen kann, so schön ist es auch, eine Begleitung zu haben. Jemand, der einen an der Hand nimmt, wenn man sich unsicher ist, der eine andere Sicht auf die Dinge anbieten kann, wenn man betriebsblind ist, dem man Fragen stellen kann und der immer wieder motiviert.

Ich selbst hatte lange Probleme damit, mir von anderen wirklich helfen zu lassen. Ich verlangte von mir, meine Herausforderungen selbst bewältigen zu können, und tat mich schwer, dem Rat anderer zu vertrauen.

Phasenweise steckten auch finanzielle Ängste dahinter, mich niemandem anzuvertrauen.

So brachte ich mich selbst immer wieder in die Situation, dass sich ein sehr hoher Druck aufbaute und ich notgedrungen meinen Weg ändern musste. Die Hilfe, die ich dann in Anspruch nehmen musste, entsprach mir nicht, weil es keine Zeit mehr gab, mich umzusehen und auf mein Gefühl zu hören.

Womit ich mir wohl am meisten selbst im Wege stand, war die Annahme, schwach zu sein, wenn ich Hilfe benötigte, wo ich doch unbedingt stark sein wollte.

Irgendwann begann ich jedoch, aufmerksamer zu werden und die Dinge in meiner Umgebung bewusster wahrzunehmen. Mir fiel auf, dass es nicht die Schwachen waren, die sich Hilfe holten. Ganz im Gegenteil, es waren die Profis. Die, die glaubten, alles selbst machen zu müssen, waren genau die, die gar nicht so besonders viel konnten, und sie brachten sich durch ihre Haltung genau wie ich immer wieder in Schwierigkeiten.

Die Amateure auf dem Tennisplatz brauchen oft keinen Trainer, der Profi aber würde nie ohne gehen. Wenn sein Aufschlag nur einen Zentimeter danebengeht, ist eine stundenlange gemeinsame Videoanalyse angesagt.

Oder schauen Sie mal unter den Selbstständigen. Sind es wirklich die Profis, die sich ihre Webseiten selber basteln und die Fotos nicht vom professionellen Fotografen machen lassen, weil der Unterschied so groß ja auch wieder nicht ist?

Natürlich nicht. Es sind die Anfänger.

Profis holen sich Hilfe, Amateure doktern selbst herum

Diese Beobachtung hat mich sehr bewegt, weil mir das so nicht bewusst war. Ich wollte ein Profi sein und benahm mich alles andere als einer.

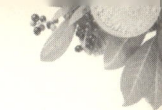

Und ich rede hier nicht von meinem Beruf. Ich rede von meiner eigenen Gesundheit, noch bevor ich selbstständig war.

Diejenigen, die wirklich etwas erreichen wollen, egal auf welchem Gebiet, doktern nicht alleine herum und lernen durch Versuch und Irrtum, sondern sie suchen sich jemanden, der das, was sie erreichen wollen, ein Stückchen besser kann als sie selbst. Auch dann, wenn sie durchaus bereits einiges darüber wissen. Weil eben sehr wohl kleine Details riesige Unterschiede bewirken können.

Wir alle wissen auch, wie es sich anfühlt, sich Betreuung zu gönnen. Natürlich kann ich mich selbst schminken, aber wenn ich etwas Besonderes vorhabe, gehe ich zur Kosmetikerin. Klar hätte ich mir für das Cover dieses Buchs auch selbst ein Foto aussuchen und den Titel einfügen können, doch weil es mir wirklich wichtig ist, habe ich das eine Grafikerin machen lassen.

Das ist ein weiterer ganz entscheidender Aspekt: Ich verleihe dem Ganzen Wichtigkeit. Ich bin es mir wert, und die Sache ist mir so wertvoll, dass ich auch bereit bin, etwas dafür zu investieren.

Und bitte verwechseln Sie niemals eine Investition mit dem Ausgeben von Geld. Das Geld, das ich ausgebe, ist weg, die Investition zahlt sich mehrfach aus. Oft tatsächlich in barer Münze, manchmal in Lebensqualität.

Natürlich könnte es auch im Zusammenhang mit der Gesundheit sein, dass das investierte Geld zurückkommt. Wenn Sie zum Beispiel auf Ihre wahre Bestimmung stoßen, während Sie sich damit beschäftigen, oder Sie Ihren beruflichen Erfolg dadurch ankurbeln, dass Sie in Ihre volle Kraft kommen.

»Ich kann mir das nicht leisten« ist ein Satz, den ich aus meinem Leben gestrichen habe, weil er mich zu viel kosten würde. Wenn ich mir etwas, das ich unbedingt wollte, im Moment wirklich nicht leisten konnte, was sehr oft der Fall war, habe ich ihn durch die konstruktive Frage *»Wie*

schaffe ich es, dass ich mir das leisten kann?« ersetzt, und es hat sich immer eine Lösung gefunden.

Wer wirklich die Verantwortung für seine Gesundheit wieder übernehmen möchte, sollte das auch in finanzieller Hinsicht tun. Das herrschende Gesundheitssystem wirkt sich aus meiner Sicht vor allem deshalb so gravierend negativ auf unser Befinden aus, weil wir damit in vielerlei Hinsicht die Verantwortung abgegeben haben und damit auch die Möglichkeiten der Einflussnahme.

Wenn Ihnen das Buch gefallen hat, haben Sie selbstverständlich die Gelegenheit, auch persönlich mit mir zu arbeiten. Ganz egal, wo Sie zu Hause sind, denn 90 Prozent meiner Klienten betreue ich mittlerweile über Skype.

Informieren Sie sich einfach auf meiner Website www.alexandra-stross.com über die verschiedenen Möglichkeiten und wählen Sie die passende.

Ich habe ja bereits mehrmals anklingen lassen, dass die Entgiftungsbegleitung nur ein Aspekt meiner Arbeit ist. Die Beschwerden werden punktgenau gedeutet, und danach erarbeite ich für Sie eine individuelle Strategie, wie Sie notwendige Veränderungen konkret und praktisch in Ihren Alltag integrieren können. Wenn ich übrigens von notwendigen Veränderungen spreche, dann rede ich von denen der positiven Art. Ich zeige Ihnen zum Beispiel, wie Sie Herausforderungen mit Leichtigkeit bewältigen oder Beziehungen ganz leicht optimieren können. Gutmöglich, dass wir gemeinsam sogar Ihre wahre Bestimmung finden, es ist nämlich oft die Ursache einer Erkrankung, dass diese nicht gelebt wird.

Der wichtigste Aspekt des Kennenlerngesprächs ist jedoch, dass man feststellen kann, ob die Sympathie passt. Denn ohne Sympathie keine fruchtbare Zusammenarbeit.

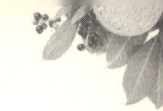

Auf meiner Website www.alexandrastross.com finden Sie auf der Unterseite »*Arbeite mit mir*« die Möglichkeit, den kostenlosen Termin zu vereinbaren.

Weiterhin finden Sie unzählige interessante Artikel rund um das Thema Gesundheit, die Direktlinks zu all meinen Büchern und das Online-Coaching-Programm »*Hör auf, krank zu sein*«, http://alexandrastross. com/hoer-auf-krank-zu-sein-die-30-tage-challenge/, eine Schritt-für-Schritt-Anleitung in 30 Lektionen zu Ihrem Wunschgesundheitszustand.

Außerdem können Sie mir auf Facebook begegnen, auf meiner Fanpage https://www.facebook.com/AlexandraStrosscom/?fref=ts und in meiner Gruppe »Körperwissen einmal anders«, https://www.facebook. com/groups/871604552902402/?fref=ts, in der Sie auch Fragen zur Symptomdeutung stellen können.

So, jetzt genau ist der Moment, an dem sich für Sie vieles entscheidet. Wenn ich Sie mit dem Buch inspirieren konnte und Sie eine Idee davon bekommen haben, dass es leicht sein kann, zu hundert Prozent gesund zu sein, dann machen Sie etwas daraus.

Wenn Sie das Buch jetzt weglegen und sich denken »*Nächste Woche fange ich an*«, dann wird nie etwas passieren.

Wenn es bei Ihnen in Sachen Vitalität noch Luft nach oben gibt, dann legen Sie los und setzen Sie **jetzt** den ersten Schritt.

Von Herzen möchte ich mich bedanken, dass Sie mir Ihre wertvolle Zeit geschenkt haben und dieses Buch bis hierhin gelesen haben.

Ich wünsche Ihnen ein rundum gesundes und glückliches Leben und würde mich sehr freuen, wenn unsere Wege sich wieder kreuzen.

Ihre Alexandra Stross

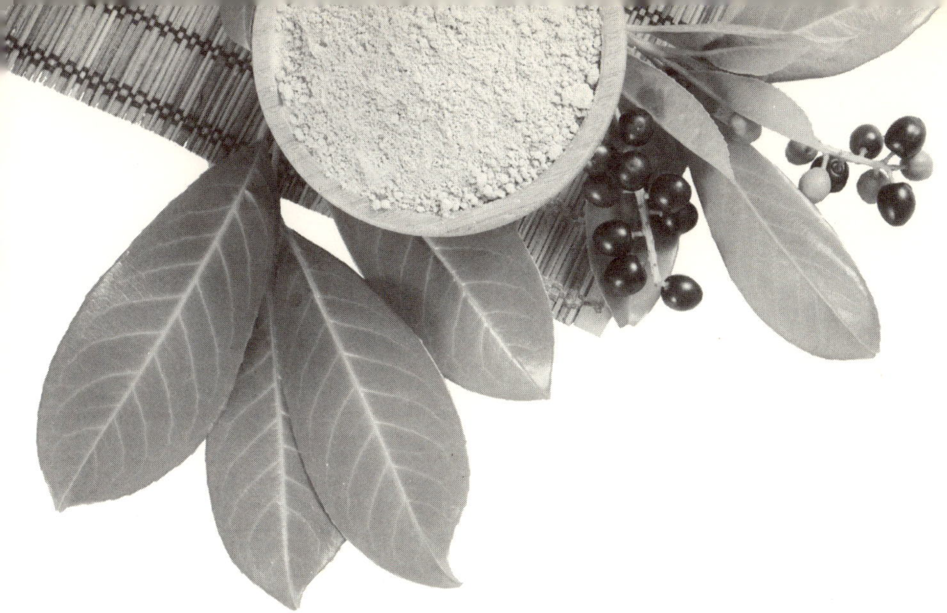

Über die Autorin

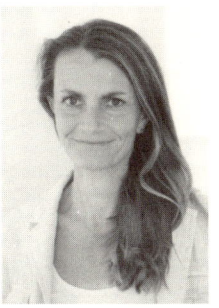

Alexandra Stross ist Tierärztin, bezeichnet sich selbst aber gern als Körperdolmetscherin. Als sie vor einigen Jahren selbst chronisch erkrankte und in der Schulmedizin keine Heilung fand, trennte sie sich nicht nur privat, sondern auch beruflich von der klassischen Medizin. Seit 2005 hilft sie Menschen, ihre chronischen Beschwerden für immer loszuwerden, indem sie sie durch eine Entgiftung begleitet, ihre Symptome genau entschlüsselt und für jeden eine konkrete, individuelle Strategie zur praktischen Umsetzung der notwendigen Veränderungen erarbeitet.